もう一回やり直したい

精神科医に心身を支配され自死した女性の叫び

米田倫康

萬書房

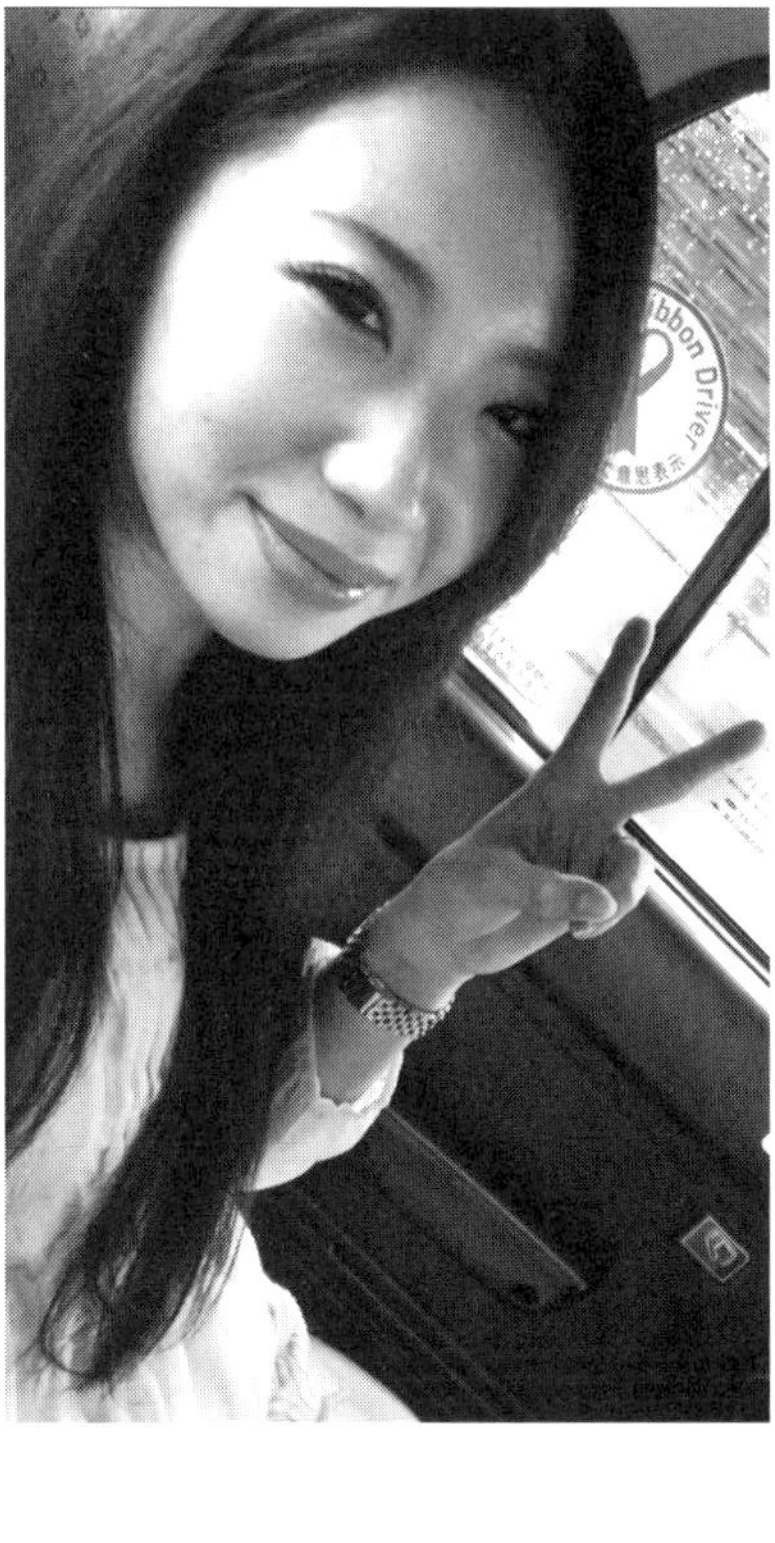

三頁写真：亡くなった女性。
二〇一四年坂元一朗撮影。家族より提供。

はじめに

二〇一九年三月二〇日、鹿児島地裁において、ある精神科医に懲役二年執行猶予四年が言い渡されました。罪状は詐欺。被害金額は約五〇万円。これだけを見ると大した事件ではないように思えるかもしれません。しかし、この事件の背景には法で裁けなかった数々のおぞましい実態があり、表には出てこない無数の被害が存在していました。

本書は、この事件を追いつづけてきたご遺族と私の執念の物語です。事件を通して浮き彫りになった精神医療の闇や、その暴走を止められない精神保健福祉制度や医療行政の問題、法的不備の状況を明らかにし、その解決に向けた提言をすることで、もう二度とこのような悲劇が起きない世界を実現することが本書の主な目的です。

また、本書は特定の事件を追及するドキュメンタリーであると同時に、読者の皆さま一人ひとりのメンタルヘルスに役立てる内容になるよう意識して書き上げています。この事件に直接関係なかったとしても、メンタルヘルスの問題に無関係な人はいません。事件を教訓にして、どのように身を守りメンタルヘルスを向上させるのかについても言及していきます。

今やさまざまなメンタルヘルス対策が実施されており、乳幼児から児童生徒、学生、妊産婦、労働者、高齢者まで、幅広い世代がメンタルヘルスの検査の対象となっています。保健師やカウンセラー、産業医等を通して専門家とされる精神科医につなげられることも珍しくありません。

前著『発達障害バブルの真相――救済か？魔女狩りか？暴走する発達障害者支援』（萬書房、二〇一八年）でも明らかにしたように、精神医療はまだ科学とは言いがたい状況にあり、その診断や治療は多くの問題を抱えています。しかし、多くの人がその現実を知らず、専門家は常に正しい診断や適切な治療ができるはずだと過剰な期待を抱いてその門を自ら叩いたり、あるいは他の人をつなげたりしています。

もちろん真摯に患者に向き合い、尊厳を守り、回復に導く専門家もいます。一方で、専門家の質は保証などされておらず、質の低い連中はどこまでも低く、公然と不正がまかりとおっています。鹿児島の事件が明らかにした恐ろしい事実は、もっとも順法精神や人権意識が必要とされるはずの精神医療が事実上無法地帯であるということです。決してこの業界に参入させてはいけないレベルの人材がむしろ積極的に集まってくる構造にあり、そのような精神科医が権限を濫用し、患者の健康や命、財産、尊厳を脅かしたとしても、患者側にはそれに対抗する手段がほとんどないという背筋の凍る事実がそこにあるのです。

このような事実を知らないで無防備に精神科にかかるということは、信号の意味もわからない幼児が一人で幹線道路を横断するようなものです。さらに言うと、この世界ではたとえ青信号で横断歩道を渡ったとしても安全ではありません。なぜならば最低限のルールすら守れない精神科医が無数に存在する無法地帯だからです。信号無視、スピード違反の車は取り締まられず、何の落ち度もない歩行者をひき逃げしても罪に問われません。

私は、この世界で理不尽な光景を数え切れないほど見てきました。まともな世界であれば、周囲の人はひき逃げされた被害者に手を差し伸べ、加害者を非難することでしょう。ところがこの日本の精神医療の世界ではまったく逆の光景が繰り広げられるのです。加害者は守られ、被害者には誰からも救済の手は差し伸べられません。それどころか被害を訴え救済や犯人の検挙を求める被害者に対し、まったく関係のない人が石を投げつけるのです。

信じていた専門家に裏切られて被害に遭った人は口をそろえてこう言います――「最初から知っていたら……」。実際、本当の姿を知っていたら被害になど遭わなかったでしょう。しかし、単なる無知だけが被害を引き込む要素となるのではありません。手厳しいかもしれませんが、患者としての責任が果たされなかったときに被害に巻き込まれるのです。その典型が、自分で考えることを放棄し、先生にお任せしますとすべてを丸投げする姿勢です。

時代は変わりつつあります。もはや患者は主治医や権威にただ従うだけの受身の存在ではなくなりました。情報を調べようと思えば調べる手段もあります。患者の権利を明記した「医療基本法」の実現に向けて超党派の議員連盟も動き出しており、これから先はどんどん医療の分野にも人権という共通認識ができあがってくることでしょう。一人ひとりの患者が、患者としての権利と責任を理解することができれば、理不尽な被害に遭うことを減らすことができます。

ただし、これはあくまでも理想論です。知識や責任が伴っていたとしても、何の落ち度がなかったとしても、被害に遭う可能性はあります。なぜならば本人の意向を無視できる強制治療が許されている領域だからです。強制治療が適切に執行される保証などどこにもありません。精神医療が濫用されることで、本来患者ですらない人までもとんでもない被害に巻き込まれているのが現実です。

本文で紹介するように、強制治療を全否定する「人権モデル」がメンタルヘルスケアの国際的なスタンダードとなりつつある今、強制治療を核とする「医療モデル」から抜けられない日本はすでに二周くらいの周回遅れとなっています。精神科医の権限が強すぎると同時に、患者の立場があまりにも弱いのが特徴であり、権限の濫用を防ぐシステムが存在しません。精神科医の過大な権限を引き下げるか、患者の立場を引き上げるかしないかぎりこの問題は解決しません。

幼児から高齢者まで、さまざまな被害が広がっている今、行政や議員、マスコミ、有識者、医療従事者、そして市民がほんの少しだけでも意識を変えることで、多くの命を守ることができます。一刻も早く、旧態依然で一部無法地帯となっている精神科領域にメスを入れ、本書を手にとった皆さまはもちろん、国民一人ひとりのメンタルヘルスが守られる世界を実現するために、本書がその道標となれば幸いです。

凡例

一、本文中の傍点は著者による。
一、引用文中の〔　〕は著者による注釈を示す。
一、図表で出所を明記していないものは著者作成。

本書で登場する主な向精神薬

日本での商品名	一般名	分類	狭義※の向精神薬指定	劇薬指定
エビリファイ	アリピプラゾール	抗精神病薬	×	○
コンサータ	メチルフェニデート	中枢神経刺激薬	第一種	○
サイレース	フルニトラゼパム	睡眠薬（ベンゾジアゼピン系）	第二種	×
サインバルタ	デュロキセチン	抗うつ薬（SNRI）	×	○
スルピリド	スルピリド	抗精神病薬	×	×
ソラナックス	アルプラゾラム	抗不安薬（ベンゾジアゼピン系）	第三種	×
ドグマチール	スルピリド	抗精神病薬	×	×
トピナ	トピラマート	抗てんかん薬	×	×
ネルロレン	ニトラゼパム	睡眠薬（ベンゾジアゼピン系）	第三種	×
ビバンセ※※	リスデキサンフェタミン	中枢神経刺激薬	×	○
ベゲタミン	クロルプロマジン・プロメタジン・フェノバルビタール（合剤）	抗精神病薬	第三種	○
ベタナミン	ペモリン	中枢神経刺激薬	第三種	×
マイスリー	ゾルピデム	睡眠薬（非ベンゾジアゼピン系）	第三種	×
リタリン	メチルフェニデート	中枢神経刺激薬	第一種	○
ルネスタ	エスゾピクロン	睡眠薬（非ベンゾジアゼピン系）	×	×
レボトミン	レボメプロマジン	抗精神病薬	×	○
レキソタン	ブロマゼパム	抗不安薬（ベンゾジアゼピン系）	第三種	×

※広義ではすべて向精神薬
※※ビバンセは覚せい剤原料指定

もう一回やり直したい●目次

第1章 狙われる女性患者たち

遺されたメールが教えてくれたもの

二〇一四年一二月、当時二七歳の女性が自ら命を絶ちました。今や若者の死因のトップは自殺であり、それ自体は珍しいことではありませんでした。しかし、彼女が残したスマートフォンの記録が、尋常ではない状況であったことを明らかにしました。ご遺族の許可を得て、彼女の受信メールの文面の一部をここに示します。

「僕はさすがに男としては見れないでしょ(*^^*)」(二〇一四年五月一九日　一七：五三)
「そう?じゃあ治療とは別に口説いたら嬉しい?」(二〇一四年五月一九日　一八：二〇)
「僕なんか悪いことばっかだし。エロで変態だしさ」(二〇一四年五月一九日　一八：四五)
「じゃあ俺も聞いていい?」(二〇一四年五月一九日　一八：五八)
「エッチなことでもいい?　エロで変態だから(笑)」(二〇一四年五月一九日　一九：〇〇)
「まずはとりあえず○○ちゃんはエロい?エッチは好き?」(二〇一四年五月一九日　一九：〇二)
「こんな話してるとしたくならない?(*^^*)　キスしたいな」(二〇一四年五月一九日　一九：五五)
「じゃあさ、一度少しだけ会ってみる?」(二〇一四年五月一九日　二〇：二八)

「既婚ならドン引き?（笑）」（二〇一四年五月二三日　九：四九）
「さあどうだろう（笑）」（二〇一四年五月二三日　一〇：〇一）
「秘密ですよ」（二〇一四年五月二三日　一〇：二八）
「いいじゃん。秘密も必要だよ(^^)　なんでも知りたがるのも症状なんだよ」（二〇一四年五月二三日　一〇：三一）

「元気になったら揉ませてくれ　あ、また弄ばれたって言われるか」（二〇一四年六月五日　一六：二九）
「たまにはセクシーな格好でも見せてくれたら俺も喜ぶのにね」（二〇一四年六月六日　一四：一九）
「俺とできないでしょ?」（二〇一四年六月一五日　二三：三二）
「エロいこと」（二〇一四年六月一五日　二三：三四）
「じゃあ次の診察のときに怪しいOL風で来てよ」（二〇一四年六月一六日　〇：三二）
「俺とメールしてるのは秘密にしとけよ」（二〇一四年六月一六日　七：〇四）
「みんなに秘密にしといてくれ(^^)」（二〇一四年六月一六日　七：〇八）
「メールも消しといてよ。なんか読まれて誤解されそうな変態メールとかさ」（二〇一四年六月一六日　七：一五）

「結婚しているとは言ってない。してないとも言ってない。俺がエロい気分になりそうだからそれがどうしてもこだわって気になるならメールはやめとくよ」（二〇一四年六月一六日　一〇：〇五）

「俺ねあんまり自分のことを聞かれると嫌になるんだよ」（二〇一四年六月一六日　一二：四七）

「根本から間違ってる。それなら主治医は引き受けない」（二〇一四年六月一六日　一七：四七）

「治療をやめたことは守秘義務の対象にはなりませんよ。だいたいなぜ隠す必要があるの。お姉ちゃんに話すんでしょう」（二〇一四年六月一六日　二〇：五七）

「俺のとこで治療をやめた人はことごとく悪くなって、みんな入院してる。生活保護になる人も多い。これが最後。よく考えてください」（二〇一四年六月一六日　二二：四五）

「明日は調教だよ」（二〇一四年六月一七日　一一：〇三）

「そんな高飛車だと明日泣かす」（二〇一四年六月一七日　一四：五二）

「エッチもメールももうしないよ。最初から言わないって言ってたじゃん。それをやっぱりしつこく聞いてるのは誰だよ。約束全然守れないじゃん。それで逆ギレしてわめいている。メールおしまいにする」（二〇一四年六月一七日　一六：三一）

「死ね」（二〇一四年六月二八日　一六：二二）

「今までのメール消せよ。でないとメールやめるぞ」（二〇一四年七月一一日　一九：二七）

「メール消せばしてやるが、けさなければおしまいだな」（二〇一四年七月一二日　一六：四〇）
「キモいから。消さないんだな。じゃ」（二〇一四年七月一二日　一六：四三）
「ずっとメール取っとくとか嫌だ。だから消せって言ってんのに消さないからだよ」（二〇一四年七月一二日　一六：四七）
「消した証拠がないな」（二〇一四年七月一二日　一八：二四）
「お待たせ、大好きな〇〇」（二〇一四年七月一二日　二一：二七）
「メール消した？」（二〇一四年七月一四日　七：五九）
「わかった。そのセリフ忘れるな。おまえのメール迷惑メールに分類するから二度と読まない」（二〇一四年七月一四日　八：一二）
「お前さ、朝、俺が本気で怒ってたのわかってないの？」（二〇一四年七月一四日　一七：五六）
「まずメールを消す」（二〇一四年七月一五日　八：一一）
「消した？」（二〇一四年七月一五日　一三：四三）
「あとやったやらないみたいなのもしっかり消した？（笑）」（二〇一四年七月一五日　一三：五三）

驚いたことに、これは女性が通院していた精神科クリニック院長からの受信メールなのです。これはあくまでも選別したごく一部の内容です。あまりにも卑猥、下品であるために到底ここでは引用できないようなメールが多々残っていたのです。通常、精神科の主治医が患者に対して治療とは関係ない個人的なメールを送ることがあるのでしょうか。ましてや、性的関係を迫ったり、誘惑したり、脅したり、突き放したりするような言動は普通のことなのでしょうか。

少しでも精神医学、心理学についてかじったことのある人なら、これが尋常ではないことにすぐに気づくことでしょう。患者とは個人的な関係をもたないというのはこの世界にいる人にとって常識中の常識です。とくに恋愛関係、性的関係はご法度です。そもそも精神科主治医と患者との間には圧倒的な力関係が存在し、対等な関係などありえないからです。当事者にその自覚がなかったとしても、しばしば支配－搾取の関係に陥ってしまいます。ですから、患者に起こる「転移」について注意することは、精神科医や心理カウンセラーとしての最低限の心構えになります。転移というのは、患者が抱えていた秘密や悩みを打ち明けることによって、主治医やカウンセラーに対して恋愛感情のようなものを抱いてしまうことを指します。

当然、この精神科医も転移について知っていました。その証拠に、女性がその精神科医に送ったメールの中に「先生はあたしを陽性転移にもなれてないと笑ってたよね」という一文が含まれていたからです。この精神科医は、当時鹿児島市内で「城西《じょうせい》こもれび心療クリニック」を経営していた山口龍郎《たつろう》医師です。山口医師は二〇〇二年三月に鹿児島大学医学部を卒業し、その後同大学神経精神科に入局、同大学附属病院精神科を経て二〇〇四年四月より七つの精神科病院を転々としたのち、二〇一四年五月より鹿児島市内に同クリニック、同年一一月より垂水《たるみず》市内に「りんどう心のクリニック」を立ち上げ、それぞれの院長を務めていました。

教師と生徒が恋に落ちたり、命を救ってくれた主治医と患者が結ばれたりする物語はロマンチックかもしれませんが、精神科医や心理カウンセラーとその患者という関係は美談にはなりません。医学的にも倫理的にも完全アウトです。というのは、転移に乗じて患者と性的関係をもつことは、本来の目的である治療から逸脱した行為である上、患者に不利益をもたらすことになるからです。そして、立場を利用して自身の欲望を満たすことは患者の搾取そのものであり、絶対にあってはならないことです。そのため、精神医学会および心理学会は、それぞれ倫理綱領や倫理規程等を設け、そのようなことを起こさぬよう会員を律しています。

形式だけの職業倫理

たとえば、日本最大の精神医学会である日本精神神経学会は「精神科医師の倫理綱領」を二〇一四年六月二五日に制定しています。以下引用します。

■精神科医師の倫理綱領■

1.【人間性の尊重】精神科医師は、いかなるときも精神を病む人びとの尊厳と人間性を尊重する。

2.【適正な評価】精神科医師は、精神を病む人びとに関して可能な限り科学的かつ客観的な評価を行う。

3.【最善の利益の提供】精神科医師は、他の専門職、さらには広く国民と協力し、精神を病む人びとの最善の利益となる精神科的治療ならびに包括的な援助を提供する。

4.【自己決定権の尊重】精神科医師が治療および援助を提供する際には、十分な情報提供を行い、精神を病む人びととともに有効な同意を形成するよう努める。

5.【守秘義務】精神科医師は、精神を病む人びとに関する守秘義務を遵守する。

6.【無危害】精神科医師は、精神を病む人びとに危害を及ぼしうる行為を避けるよう努める。

7.【乱用と搾取の禁止】精神科医師は、専門的技能および地位の乱用を行ってはならず、精神を病む人びとからのいかなる搾取も行ってはならない。

8.【人格の陶冶と技能の維持】精神科医師は、つねに人格の陶冶と品位の保持を心がけ、専門および関連領域の最新の知識と技術を習得するよう努める。

9.【精神科医師相互の責務】精神科医師は相互に尊重しあうべきであり、同業者の反倫理的行為を容認してはならない。

10.【研究倫理の遵守】精神科医師が臨床研究を行う際には、研究倫理に係る規則に示された倫理原則を遵守する。

11.【社会貢献】精神科医師は、精神保健福祉に関する適切な啓発活動を行い、精神保健福祉サービスの向上に貢献する。

12.【法と制度への責務】精神科医師は法を遵守するとともに、法や制度を改善するよう努める。

この倫理綱領はあくまで民間団体が自主的につくったものにすぎず、何らの法的拘束力もありません。これに違反したという理由でただちに罰せられるものでもありませんが、この精神科医の行為は完全に項目7.【乱用と搾取の禁止】に違反するものでした。

ちなみに、私はこの倫理綱領やそれを作成した日本精神神経学会をまったく信用していません。なぜならば、上記の項目9.で明確に「同業者の反倫理的行為を容認してはならない」と掲げておきながら、一切それを実行しないからです。驚くべきことに、本書を書き上げている二〇一九年九月一五日時点で、山口医師は日本精神神経学会認定の専門医であるどころか、指導医の資格まで有しているのです。同学会の「専門医制度規則」には「専門医としてふさわしくない行為があったとき」に専門医の資格の停止や取り消しができると書かれてあったため、私やご遺族は、同学会に対して山口医師に関する情報を提供し、山口医師の専門医・指導医資格を剥奪するよう何度も要求してきました。われわれが情報提供しつづける間、同学会が山口医師の資格を剥奪するどころか更新（五年ごとの更新制度）を認める姿勢を目の当たりにし、倫理綱領など単なるパフォーマンスにすぎないことを思い知らされました。

山口医師が当時加入していた日本医師会（逮捕後の二〇一八年に退会）も医の倫理綱領を制定しています。ただし、これは「医師はこの職業の尊厳と責任を自覚し、教養を深め、人格を高めるように心掛ける」といった非常に抽象的な文言でしかなく、具体的に何をすべきでないかまでは示されていません。しかし、日本医師会会員の倫理・資質向上委員会が平成二九年三月に発表した『医の倫理について考える――現場で役立つケーススタディ』には、「医師と患者の恋愛関係」について具体的に記載されています。以下引用します。

日本では医師と患者の間の恋愛関係に関する問題について、特に規定する法律はないため、法的には全く問題とならない。

しかし、倫理的にはさまざまな問題をはらんでいる。医師個人には恋愛の自由はあるが、もしこの医師が患者と付き合った場合、患者という弱い立場を利用したと言えなくはない。また恋愛関係がこじれた場合、医師がこの患者に対する治療を継続する上で、確実に影響をもたらすであろう。（中略）

ちなみにアメリカ医師会の倫理規定では、患者との恋愛は禁じられている。

後述しますが、米国では精神科医や心理カウンセラーが患者と性的関係をもつことが犯罪行為とみなされ、処罰される州もあります。また、「現在もしくは元患者との性的行為は非倫理的」と医療倫理ガイドラインに明記され、罰則があります。さらには、その違反を理由に患者らが各州の資格審査委員会に当該医師の資格停止や剥奪を申し立てできる制度もあります。

要するに、日本でも米国でも、主治医である精神科医が治療中の患者と性的関係をもつことについて倫理的に問題があるという認識は一致しているのです。しかし、日本が米国と決定的に異なるのは、一切それを規制する法令が存在しないということです。

同意なく無理やり性的関係をもった場合、強制わいせつ罪や強制性交罪に問われる可能性があります。これは精神科医であっても例外ではなく、今までにも数々の精神科医が有罪になり、医師免許を剥奪された例もあります。しかしここで問題となるのは、患者が同意を示している例です。精神科医はその立場や知識、そして向精神薬を悪用すれば、表面的な同意を取り付けることなどたやすいのです。いくらそのような関係が患者に不利益をもたらしたとしても、その結果患者の命が失われることになったとしても、患者からの同意を示す言動があれば精神科医は何の罪にも問われません。そもそも警察は捜査すらしません。法的には何の問題もないからです。

皆さまにご理解していただきたいのは、これが日本の現状だということです。精神科医が患者と性的関係をもつことは、不適切ではあっても違法ではないのです。医師会や精神医学会等が掲げる職業倫理などには罰則もなく、形式上の概念にすぎないのです。倫理観が備わっている人々にとっては、医師あるいは精神科医はどうあるべきかという指針にはなるかもしれません。しかし、会員の反倫理的行為を戒め、組織として自浄作用を働かせることについて何の役にも立っていないのです。

狡猾で卑劣な手口

山口医師の場合、その女性に対する行為は明らかに自身の立場を悪用した性的搾取そのものでした。千通を超えるメールのやり取りから読み取れるのは、山口医師にとって彼女は都合のよい性的捌け口であったということでした。カルテや処方された薬の記録、女性が残したメモ等とも突き合わせると、精神医学・心理学的知識、向精神薬処方、主治医という立場を悪用した非常に狡猾で卑劣な手口が浮かび上がってきました。

その手口とは以下のようなものでした。

1. どんどん向精神薬を強くしていき、心身ともに不安定な状況を患者につくり出す。
2. 特別待遇であると匂わせて個人的な連絡先を渡す。
3. メールや診察を通して性的アプローチをかける。
4. 家族を悪者にして対立を起こさせ、患者が自分に依存するように仕向ける。
5. 時には怒って患者を強く責めてその直後に謝り、時には弱音を吐くなど弱い一面をわざと見せる。

この女性の場合、二〇一四年三月一五日の初診ではサインバルタ（抗うつ薬）とマイスリー（睡眠薬）のみの処方でしたが、一週間後の三月二二日にはソラナックス（抗不安薬）とスルピリド（抗精神病薬）も追加されました。このころには山口医師の予測どおり女性は仕事に行けなくなりました（山口医師は母親が同席する初診の際、アルバイトは続けたいという女性の訴えに対して「二週間したらどうせ仕事行けなくなるよ」と嘲笑していた）。三月二八日にはさらにネルロレン（睡眠薬）も追加されました。四月三日にはネルロレンの代わりに新たにサイレース（睡眠薬）、レキソタン（抗不安薬）も追加され、それまでになかったリストカットが始まるようになりました。五月七日にはレボトミン（抗精神病薬）も追加され、抗精神病薬二種類、抗うつ薬一種類、睡眠薬二種類、抗不安薬二種類（この睡眠薬と抗不安薬はいずれも依存を引き起こしやすいベンゾジアゼピン受容体作動薬に分類されている）という、薬理学的根拠のない、意味不明な多剤処方になっていました。女性はそのころになると母親に敵意を向けるようになり、心身ともに不安定になる中、五月一〇日に山口医師とのメールが始まるようになりました。

山口医師との性的なメールが続いた六月一二日、女性は不安定になってオーバードーズ（向精神薬の過量服薬）をしてしまいます。山口医師は女性が家族（とくに母親）に対して憎悪をもつよう煽り、女性が実家から離れて診療所のある鹿児島市内で一人暮らしをするように仕向けていました。そして、女性が七月四日に引っ越しをするや、七月八日に山口医師は女性と性的関係をもちました。翌日の処方はサインバルタ（抗うつ薬）、ドグマチール・レボトミン（抗精神病薬）、マイスリー・サイレース・ルネスタ（睡眠薬）、ソラナックス・レキソタン（抗不安薬）となり、七月一六日にはそれにベゲタミンＢ（抗精神病薬）が追加されました。このベゲタミンという薬は処方量と致死量が非常に近く、オーバードーズによる死亡が極端に多いことで大きな社会問題となり、二〇一六年に販売が終了した危険な向精神薬です。少なくとも、オーバードーズ歴のある通院患者に決して出すべきものではありません。

そして、七月二三日に事件が起きました。クリニック内で二回目の性的関係をもち、二人でいたときに山口医師の妻と子どもがやってきたのです。このとき、女性は初めて山口医師が既婚者であることを知り、大きなショックを受けたのです。山口医師に隠れろと言われた女性はクリニック内で待たされました。そのまま長時間何の連絡もないまま放置されたことで不安定になった女性は、クリニック受付カウンターに無造作に置かれていたソラナックス四〇錠とドグマチール四〇錠を一気に服薬しました。クリニック外階段で女性は意識を失った状態で発見されました。しかし、連絡を受けた山口医師はあろうことか救急車も呼ばず、病院にも行かせず、全部内々で処理してしまったのです。山口医師は処置をして女性を帰宅させましたが、一切この件を家族に連絡しなかったのです。不安定なまま一人暮らしを始める娘を案じた両親は、山口医師に何かあったら連絡するように何度もお願いしていたにもかかわらず、です。

さて、山口医師は自分が傷つけた女性に何と声をかけたのでしょうか。ちゃんと責任を感じて謝罪したのでしょうか。その翌日朝にその女性に向けたメールがこれです（図1）。

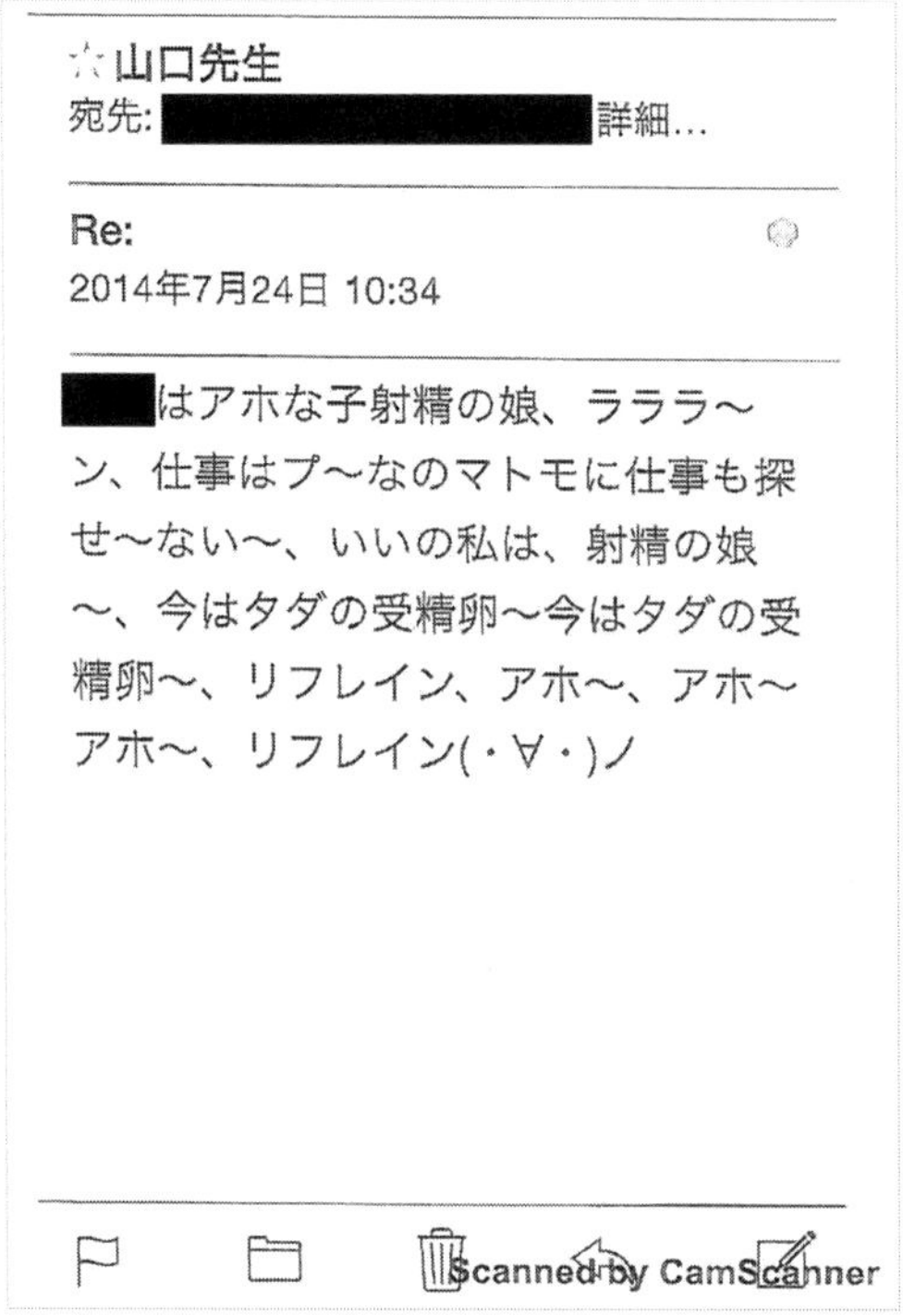
☆山口先生
宛先: [redacted] 詳細…

Re:
2014年7月24日 10:34

[redacted]はアホな子射精の娘、ラララ〜ン、仕事はプ〜なのマトモに仕事も探せ〜ない〜、いいの私は、射精の娘〜、今はタダの受精卵〜今はタダの受精卵〜、リフレイン、アホ〜、アホ〜アホ〜、リフレイン(・∀・)ノ

図1　山口医師から女性に向けたメール　その1

どんどん症状が悪化して不安になる中、家族とも離れ、唯一の拠り所となっていたはずの主治医が、性的関係をもってしまったあとに実は子持ちの既婚者であったと知った女性はどんな気持ちだったでしょうか。突然に隠れろと命令され、長時間放置されていた女性の不安と絶望はいかほどだったでしょうか。大量服薬や胃洗浄の苦しみはどれほどだったでしょうか。自宅に戻り、一人でいた間に何を考えたでしょうか。そんな女性に対して最初に送ったのがこのメールなのです。山口医師の人となりがよくわかるメールでしょう。

その他にも、既婚者と知って後悔し、山口医師を非難する女性の訴えに対してはこのようなメールを送っています。

「そんならエッチしなけりゃいいじゃん。だから俺だってずっとしようとしなかったじゃないかよ！　俺だって悩んでんだぞ。それがわかんないか」（二〇一四年七月二五日　一四：五六）

「子供がいるのもいえばお前がこうなるのはわかりきっていたよ。だから知らない方がいいこともある、とずっといい続けてきたじゃん。別にいつまでも隠すつもりもなかったし、落ち着いたら教えてやろうと思ってた。だから騙して面白がってたなんて、お前、診察で何を聞いてたんだ？」（二〇一四年七月二六日　八：〇四）

「なんだい元患者(・。・)」（二〇一四年七月二六日　二一：三五）

「そんな長い質問なら無理だな。元患者よ(・∀・)ノ」（二〇一四年七月二六日　二一：四〇）

「お前さん未練たらたらやんけ(-_-) おやすみ」(二〇一四年七月二六日 二一：四二)
「言うこと聞かないならメールもおしまいだな」(二〇一四年七月二八日 一九：五五)
「ばらすとかさ、攻撃じゃない？」(二〇一四年八月一日 一七：二三)

しかし、山口医師の信じがたい行為はそれだけでは終わりません。カウンターにあった薬を服用したことについて「向精神薬の窃盗、同行使なら実刑で五年は行くから」と女性に罪の意識を植えつけ、それまであれだけ大量に出していた向精神薬を一気に「お仕置き」で断薬したのです。そもそも院内処方だった山口医師のクリニックでは、第三種向精神薬であるソラナックスは少なくとも鍵のかかる設備内に保管する義務があるため、カウンターに放置されていること自体がありえないことです。

この一気断薬は非常に危険な行為です。向精神薬は直接脳に作用します。向精神薬を服用しつづけると、脳内やその他身体機能は薬が作用しているという状態下で「安定」するようになってしまっています。本来の機能が低下あるいは変化してしまっている状態で、何の補助もないままいきなり薬を抜くということは恐ろしいことなのです。離脱症状、禁断症状と言われるような身体的・精神的苦痛を伴うさまざまな症状が現れ、時には死に至らしめます。

当然ですが、女性は一気断薬に伴う離脱症状に苦しむことになりました。遺品であったスケジュール帳からは、二〇一四年八月六日に投薬中止となり、その二日後には苦しんでいた様子がう

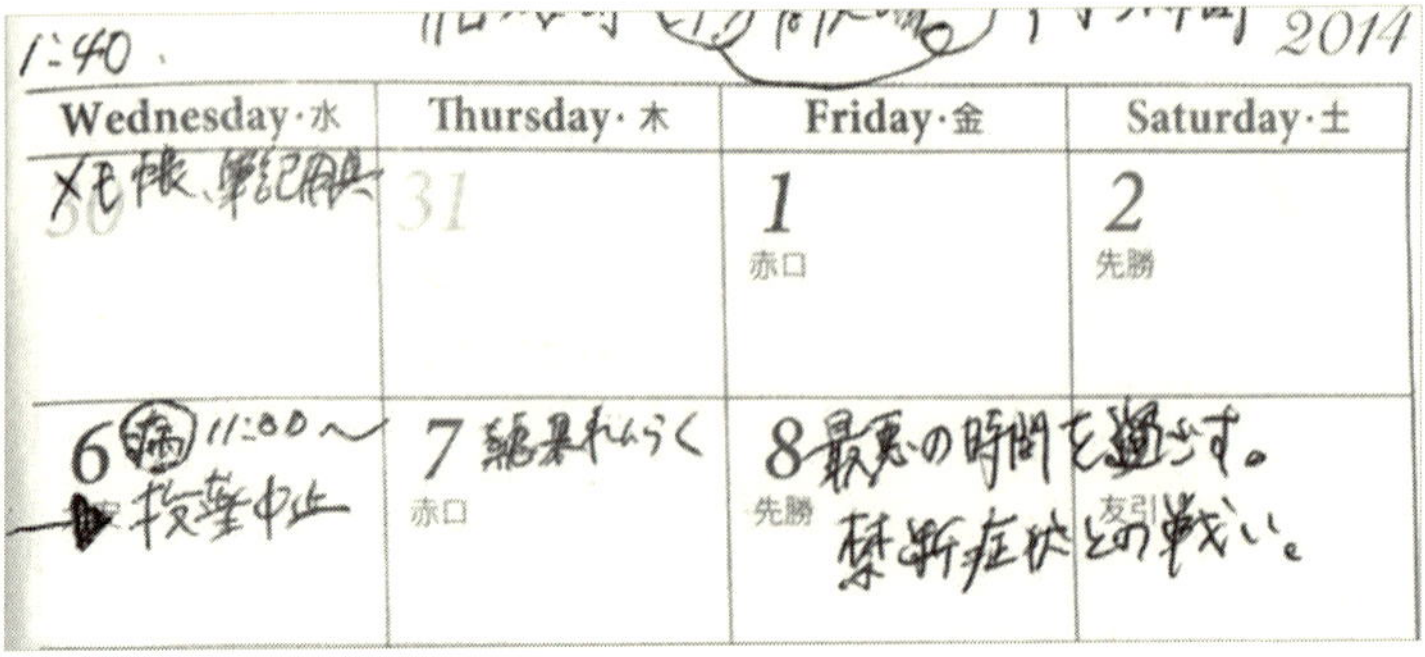

図２　女性のスケジュール帳

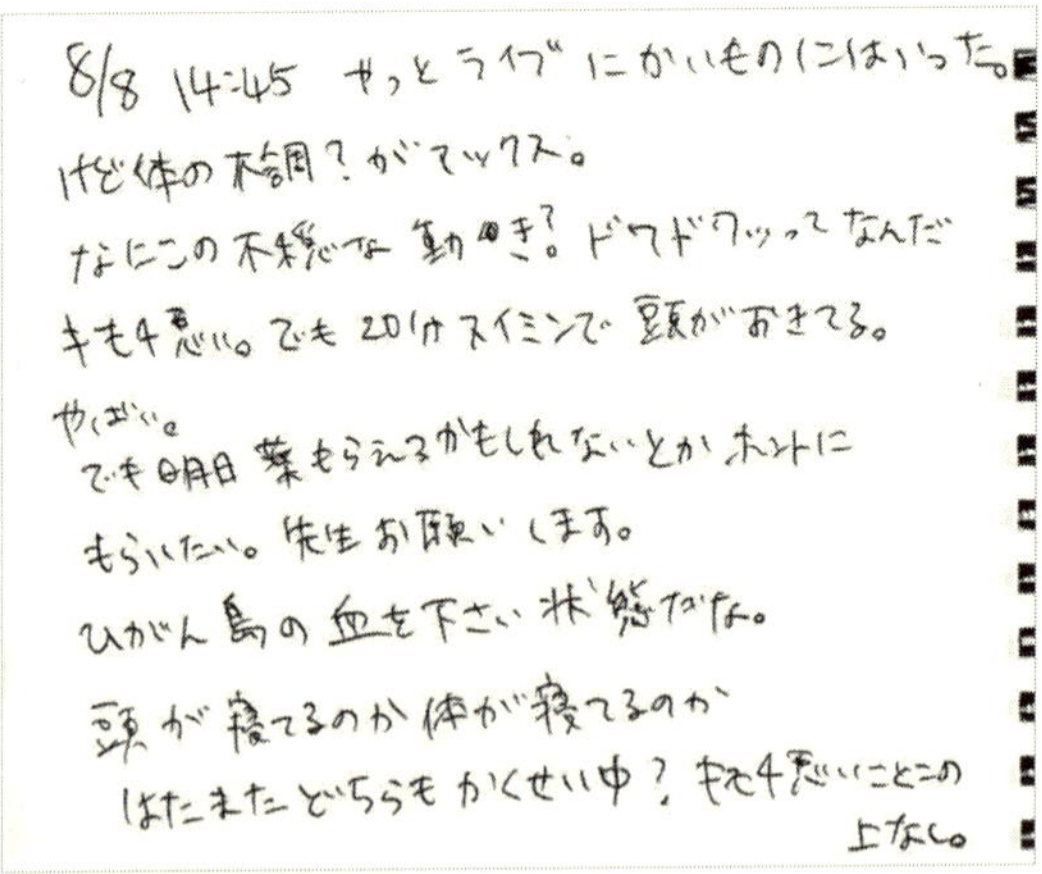
8/8 14:45 やっとライブにかいものにはいった。
けど体の不調？がマックス。
なにこの不穏な動き？ドワドワッってなんだ
キモチ悪い。でも20分スイミンで頭がおきてる。
やばい。
でも明日薬もらえるかもしれないとか。ホントに
もらいたい。先生お願いします。
ひがん島の血を下さい状態だな。
頭が寝てるのか体が寝てるのか
はたまたどちらもかくせい中？キモチ悪いことこの
上なし。

図３　女性のメモ

かがえました。八月八・九日の欄に「最悪の時間を過ごす。禁断症状との戦い。」と書かれてありました（図2）。また、心身の不調に苦しみ、戸惑い、薬を渇望する様子がメモに残されていました（図3）。女性は離脱症状に苦しむ中、山口医師に対し、男女の関係は清算して治療に専念したいという至極当たり前のことを訴えました。

「今ぐらいもうすこしまともに一人の人間として接してよ。ここまできてもあたしの意見は一方通行でどこかに抜けて行くの？　一言でいいからまともに謝ってくれたことないじゃん。あの時のこと。いつかは言うつもりだったんだとか開き直っちゃってさ。あたしそれでも好きだから我慢してたのに。ならせめてあんな形で知らせることになってほんとにすまなかった。とかまぁ思ってないだろうけどさ。そして今後体の関係はもう持たないけど治療はしていこうとか逆にはっきりいってほしいんだよ？」（二〇一四年八月七日　二三：五九）

「先生が治療に真剣に向き合ってくれてるのはわかってるけどそこだけが曖昧にされてるのが許せないんだよ。謝って今後あたしと体の関係はもたないとはっきり宣言して治療再開するならして。そんなことって普通じゃない？　あたしがいかれてるの？　これで先生のことがすっきりしたら治療に励めそうな気もしてきたよ。ただあたしもこれは譲れないしちゃんと先生がすべきことだしてほしい。本当に先生が治療に真摯に向かう先生だとあたしは信じているから、返事が来ると信じてる」（二〇一四年八月八日　〇〇：〇六）

そんな女性の訴えに対して山口医師が送ったメールが以下です（図4、図5）。

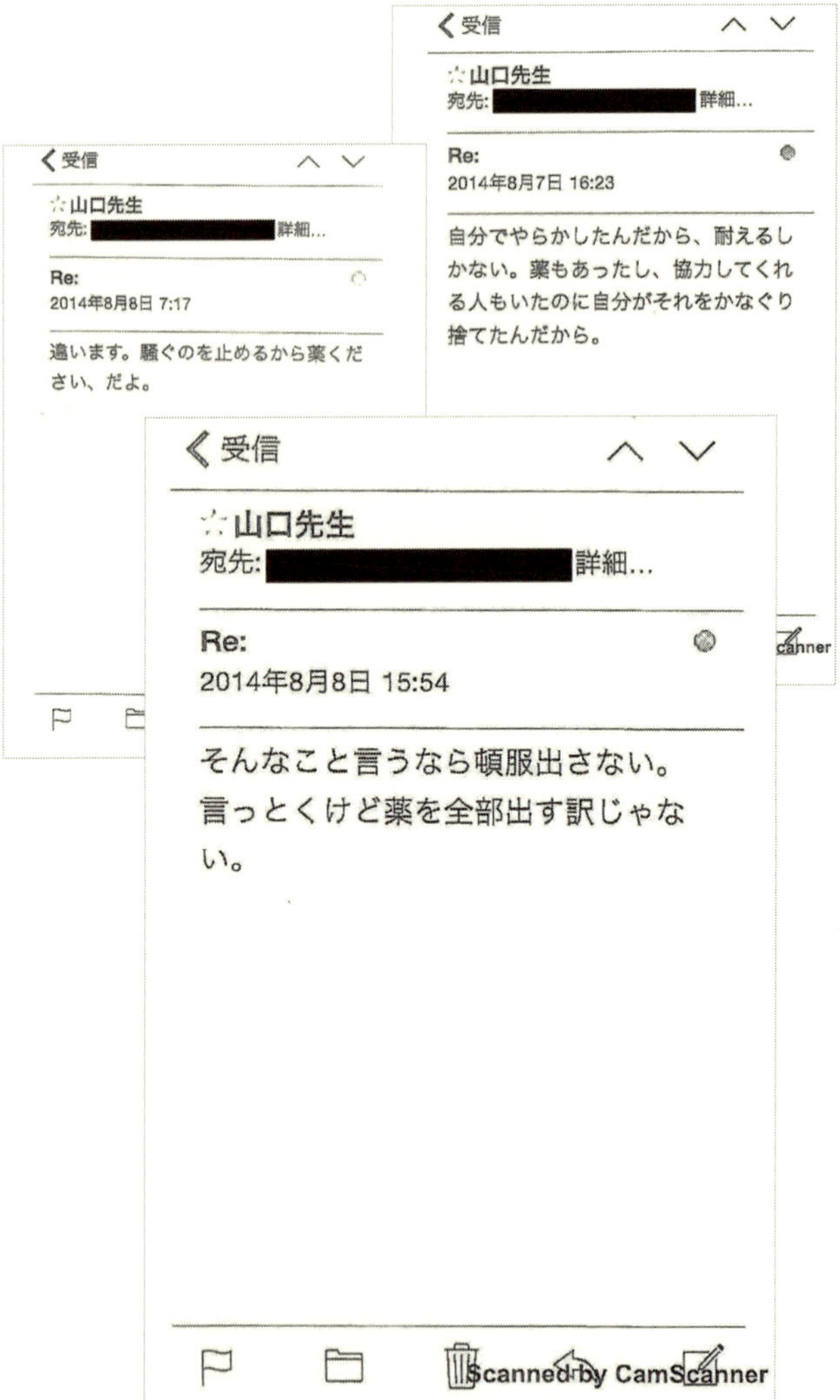

く受信

☆山口先生
宛先: [redacted] 詳細...

Re:
2014年8月7日 16:23

自分でやらかしたんだから、耐えるしかない。薬もあったし、協力してくれる人もいたのに自分がそれをかなぐり捨てたんだから。

く受信

☆山口先生
宛先: [redacted] 詳細...

Re:
2014年8月8日 7:17

違います。騒ぐのを止めるから薬ください、だよ。

く受信

☆山口先生
宛先: [redacted] 詳細...

Re:
2014年8月8日 15:54

そんなこと言うなら頓服出さない。
言っとくけど薬を全部出す訳じゃない。

図４　山口医師から女性に向けたメール　その２

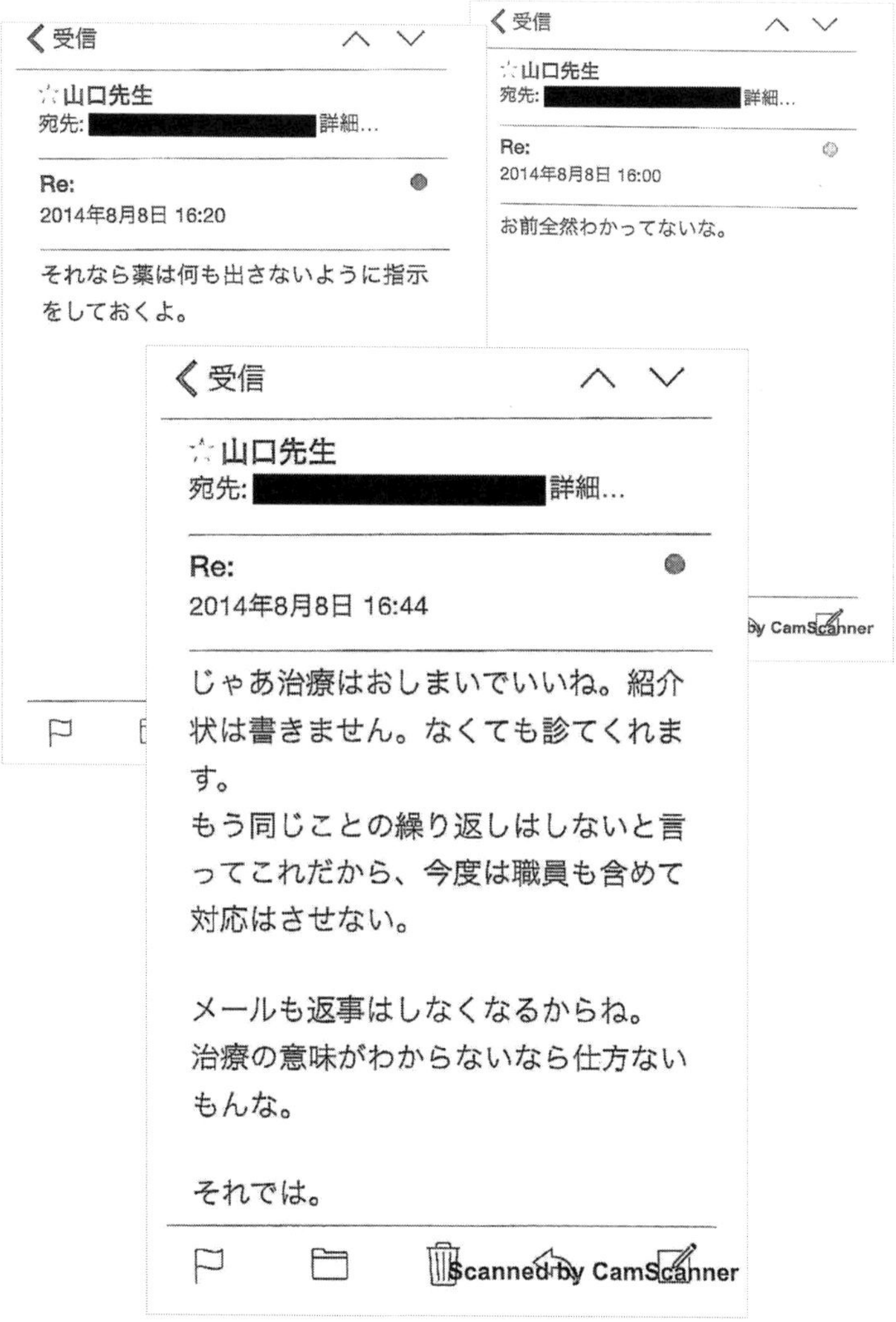
受信

☆山口先生
宛先: [redacted] 詳細…

Re:
2014年8月8日 16:20

それなら薬は何も出さないように指示をしておくよ。

受信

☆山口先生
宛先: [redacted] 詳細…

Re:
2014年8月8日 16:00

お前全然わかってないな。

受信

☆山口先生
宛先: [redacted] 詳細…

Re:
2014年8月8日 16:44

じゃあ治療はおしまいでいいね。紹介状は書きません。なくても診てくれます。
もう同じことの繰り返しはしないと言ってこれだから、今度は職員も含めて対応はさせない。

メールも返事はしなくなるからね。
治療の意味がわからないなら仕方ないもんな。

それでは。

図5　山口医師から女性に向けたメール　その3

要するに、山口医師は治療の場に個人的な感情を持ち込み、患者からの正論に対して逆ギレし、あろうことか嫌がらせで向精神薬処方を制限するという暴挙に出たのです。当然、山口医師は向精神薬を突然に断ったり、急激に減薬したりすることがどれだけ危険であるのか知っていたでしょう。少なくとも、それによって女性が苦しんでいることを知りながら「お仕置き」を続け、苦しみのあまり薬を求め、助けを求める女性の声を無視しつづけました。懲罰的な減薬、断薬は殺人に等しい行為です。

女性は山口医師から何も説明されないために自分で不調の原因を調べ、以下のメールを山口医師に送っています。

「少し状態が落ち着いたのでネットを見ていたんですが、同じような状態で苦しんでいる人達がいることがわかり少しだけ安心しました。ベンゾジアゼピンとかいう言葉も薬に関することほとんど知らずに薬を飲んできたことが今こんなに苦しむはめになって、ただただ恐怖です。自分が自分じゃないみたい？離人感？って言葉もはじめて知ったんですが、読んだらまさしく今の自分でした。怖い。しかもこのベンゾなんとか系からの離脱症状はそんな簡単に収まるものじゃなさそうだということもわかってげんなりしてます。薬を一気に止められる事になった理由を作った自分を責めてます。

（中略）

このメールも冒頭で安心したとか書いているけどはっきりいって何も今安心してないんです。さっき送ったメールになにを書いたかも今思い出せません。あたしはやっぱり頭がおかしくなったのかもしれません」（二〇一四年八月一一日　一三：一〇）

このメールからうかがえるのは、女性が薬の副作用や離脱症状の危険性についてまったく知らなかったということです。当然インフォームドコンセントなどまったく成立していないことを示しています。そして、「薬を一気に止められる事になった理由を作った自分を責めてます」という一文が、山口医師にコントロールされていた女性の心理状況を明確に表しています。明らかに相手に問題があるにもかかわらず、自分を責めるようになっていたのです。

これはまさにDV夫から離れられない妻のような状態です。夫からひどい身体的、精神的、経済的虐待を長年にわたって受けているにもかかわらず、そこから離れることができず、最終的にDV夫から殺害されてしまったり、あるいは耐えきれずに自殺してしまったりするという事件はいくつも起きています。皆さまも一度はそのようなニュースを目にしたことがあると思われますが、なぜその妻はそこまでひどいことをされながら逃げなかったのか？と疑問に感じたことでしょう。基本的にDV夫は痛みと恐怖で支配しようとするのですが、巧妙なタイプはムチにアメを織り交ぜます。愛や感謝を囁きます。暴力をふるってしまったことを泣いて謝罪することもあります。わざと弱い側面を相手に見せることで、「この人は私が支えてあげないと」という義務感や同情心を駆り立てさせ、自分から離れないように巧妙にコントロールするのです。いずれにせよ被害者に共通しているのは、自分が悪いからそうなったと思い込んでしまっていることです。

それほどの仕打ちを受けながらも、女性は山口医師から離れることができませんでした。山口医師から離れようとした形跡は何度もありました。しかし、そのつど女性は山口医師による脅しと優しさを織り交ぜたコミュニケーション、性的なアプローチ、向精神薬のコントロールによって混乱させられ、依存と後悔を繰り返しました。二〇一四年一二月五日、女性は山口医師に「もう一回病院に通い始めた頃からやり直したい」とメールを送信し、翌日早朝に命を自ら絶ちました。

母親の決意

女性の死は単なる自殺として事務的に処理されました。状況を確認した警察が事件性なしと判断したからです。しかし、女性の母親（以下Aさん）は違和感を覚えました。遺品であるスマートフォンに不自然なロックがかかっていたからです。持ち主がかけたロックではなく、暗証番号の複数回の誤入力によって使えなくなっている状況でした。おそらく警察が事件性を判断するために何度も入力して失敗したのだろうと判断したAさんは、業者に頼んでアクセスを復帰させたのでした。

実は、業者に頼んでまでメールを確認しようとした理由がAさんにはありました。遺品の中にあったメモがずっと頭に残っていたからです。それにはこのように書かれてありました。

すべて終了。あたしのケイタイの icloud のメールＢＯＸに先生とのたのしかった思い出もぶちこわしてしまった今日のこともすべてのこっています。誰か見て下さい。どうか見て下さい。

そのメモは自殺の直前ではなく、強制的に断薬させられて不安定になっていたときに書かれたものでした。女性はその時点で自分の未来を予測していたのでしょう。その遺言がなければ永遠に真相は隠されたままでした。もしも遺族が真相を知らなければ、山口医師を訪ね、お世話になりましたと御礼の言葉を述べていたことでしょう。

メールをすべて確認したAさんは「娘は殺されたんだ！」と確信を高めました。しかしその後、彼女はさらなる絶望を味わうことになります。警察が一切取り合わなかったからです。成人した男女の合意した関係は刑法で裁くことなどできないということでした。治療の内容に異議がある場合は刑事ではなく民事だとも言われました。精神科医がその立場を悪用して患者を性的に搾取しても、意図的な多剤処方や懲罰的な断薬によって患者を自殺に追い込んだとしても、刑事的な責任を問うことができないという事実にAさんは初めて気づいたのです。

絶望の中、Aさんはある決意をしました。それは、はるばる東京まで行って私に会うということでした。当時私が書いていたブログを何百ページにもわたって隅々まで読み、この人なら精神科医が相手でも何とかしてくれるだろうとAさんは考えました。家族は皆反対しましたが、Aさんの決意は固く、それを実行に移したのでした。

私とAさんが出会ったのは二〇一五年五月九日のことでした。最初にAさんから事件の概要を聞いたときには、精神科ではよくある事例だという印象をもちました。精神科でのデタラメな診断や投薬は日常茶飯事であり、その結果患者が悪化して自殺するということは珍しくないからです。しかし、詳細が明らかになるにつれ、本件が「医療過誤」や「不適切な治療」というレベルのものではなく、殺人と表現するのが相応しい事件であると私は確信をもちました。絶対にこのような精神科医を野放しにしてはならないと決意した私は、それまでにも数々の精神科医や精神医療施設の不正を暴いてきた経験を生かし、山口医師の摘発に向けて動き出しました。

ところが、Aさんは娘の死を克服したわけではありませんでした。立ち直るのにそこから一年かかりました。その間、Aさんは喪失感、自責の念、後悔といった感情に苛まれました。Aさんが後悔したのは、山口医師の対応に疑問をもちながらもそれを抑えてしまったことでした。また、心身の状態が悪化し、家族との絆を自ら絶っていこうとする娘の様子について、山口医師の策略だったと知らずに病気の症状だと思い込まされ、その対応には専門家である山口医師に委ねないといけないと考えてしまったことも後悔する点でした。

精神科医はどのように家族を崩壊させたか

Ａさん一家が山口医師と関わりをもったきっかけは、Ａさんの母親、つまり亡くなった女性の祖母が別の医師の紹介で受診したことでした（初診の際、Ａさんと女性が同伴）。山口医師の薬物療法によって祖母は元気になりました。実はそれは単なる一時的な見せかけでした。のちに副作用で動けなくなり、別の医療機関でその原因が薬物にあると指摘されて薬を変更したら回復し、現在もピンピンしています。その一時的によくなった祖母の状態を見て、女性は、私も治療を受けたら元気になれるのかなと思い、山口医師にかかったのでした。

当時女性は人間関係にトラブルを抱えていました。非常勤の公務員と複数のバイトを兼任する中、高頻度で四六時中ＳＮＳやメールを通して連絡してくるような過干渉な知人の対応に悩み、まいっていたのです。彼女としては元気になってもっと働きたいと思っていたのです。二〇一四年三月一五日にＡさん同行のもと初めて受診した女性は、適応障害と診断され、前述したとおり薬を出されました（二八－二九頁参照）。薬を服用して間もなく彼女は仕事もできないくらい不調に陥りました。この間、副作用の説明は一切なしです。

娘の突然の不調に驚いたＡさんは、一週間後の二二日の診察にも同行して症状を説明しましたが、山口医師から「それは治療が進んでいるということなので安心してください」と説明を受けました。本人もＡさんも薬を飲めばよくなるものだと信じましたが、その後も症状は悪化しつづけ、仕事もできなくなりました。三月三一日にはバイト先でパニックになって逃げるように帰った様子が日記につづられていました。「先が怖い何も出来なくなるんじゃないか不安で不安で分からない」という胸の内も書かれていました。彼女自身も自分の病状が悪化したと思い込んでいました。

家族も病状が悪化したと思い動揺しました。適応障害という病気の人に家族としてどう対応してよいかわからないので、夫婦で行くからカウンセリングしてくださいとAさんが山口医師に電話したところ、「それは〇〇ちゃんと私が仲良くなってからですね」と断られました。「仲良く」という言葉が一般人のとらえる意味とはまったく別の意味だったとAさんが気づいたのは、のちのことでした。

Aさんはこのあたりから山口医師の言動や対応に少しずつ疑問を感じはじめていました。実は、三月二二日の診察時、女性は山口医師から個人的な連絡先を渡されていました。「お父さんとお母さんには内緒だよ」とわざわざ釘を刺していた山口医師の言動に、女性も当初は違和感を覚え、翌日そのことを両親に素直に伝えていました。

しかし、その直後の四月四日にAさんの父親（女性の祖父）が亡くなり、Aさんは悪化した母親（女性の祖母）のために実家で介護するなどドタバタが続き、Aさんは女性を十分にケアする余裕がなくなりました。一方、個人的アドレスを渡しても連絡を寄越さない女性に対し、山口医師は快く思わなかったことでしょう。そのあたりから女性を親から引き離す工作を始めました。具体的には四月一八日の診察時に、女性に鹿児島市内への一人暮らしを勧めました（山口医師は五月七日に鹿児島市内で城西こもれび心療クリニックを開業したが、それまで女性は山口医師が勤務する鹿屋《かのや》市内の病院で診察を受けていた）。その際「生活保護を受ける手配がすぐにできるからお金の心配はいらない」と説明しました。

女性が鹿児島で一人暮らしをすることに対して父親は反対しました。勤務先で嫌なことがあったからって遠くへ行くのは逃げだと。どこで働いても嫌なことはあるので、たとえ引っ越したとしても根本的解決にはならないという理由でした。ところが一人暮らしに父親が反対しているという旨をAさんが山口医師に説明したところ、山口医師は父親の意図を捻じ曲げて女性に伝えました。父親から否定されたと思い込んだ女性はショックを受けました。その夜、そんなことは言っていないという父親の釈明はさらなる事態の悪化を招きました。母親が自分を追い出すために嘘をついたのだと女性は思い込み、Aさんが悪者へとされていきました。山口医師が密かに打ち込んだ楔が大きな亀裂となった瞬間でした。

投薬量が増えるにつれて目つきが変わり、リストカットも始まり、不安定になった女性は、五月一〇日より山口医師とメールし合うようになりました。山口医師は女性がAさんに敵意を抱くように暗示をかけていきました。たとえばAさんが母親の介護のために実家に行くことを、山口医師は「お母さんは〇〇ちゃんから逃げたんだね」と女性に吹き込み、本人もそのように信じ込むようになりました。

実はAさんも壊されていきました。五月七日の城西こもれび心療クリニック開業日に女性の診察に同行したところ、山口医師に個別に呼ばれて「お母さんも大変だから薬を飲みましょう」と薬（ソラナックスとドグマチール、レンドルミン）を処方されました。そんなものかと思い薬を飲んだところ、

Aさんは大変な目に遭いました。翌日会社でボソボソつぶやくなど不穏状態になったため早退したものの、薬による健忘でまったく記憶になく、家に帰って布団に倒れこみ、その翌日夜中に眩暈と嘔吐におそわれ、救急病院に行って点滴を受けました。家族はAさんがおかしくなったと思い込みました。

母娘の関係は悪化の一途をたどり、六月四日にAさんはクリニックに予約を入れ、このまま娘を託してよいものかと山口医師に相談しました。しかし、結局Aさん自身が病気扱いされて薬を出されるだけでした。そして六月一八日には山口医師と決裂します。Aさんは山口医師に対する不信感が募り、これが最後ですと言い放って帰りました。

その日、Aさんは「このまま鹿児島に行かせたら薬漬けになって遊び道具になる」とご主人に相談しました。それが女性経由で山口医師に伝わり、「絶対にお母さんはおかしい」という山口医師の言葉を女性も信じてしまいました。また、「お母さんは鹿児島の精神科のブラックリストに載せた」と山口医師から言われたことを女性は父親に報告していました。

山口医師の思惑どおり、家族は見事に崩壊していきました。山口医師を疑うAさんがおかしいと思われるようになってしまいました。何が何でも転院するべきというAさんの主張も家族には受け入れられませんでした。Aさんが後悔したのは、そのとき、どんなに滅茶苦茶になってもよいからと、家族で集まって向き合って話し合いをしなかったことでした。Aさんは心が折れ、山口医師の言うとおり、親と一〇〇キロ離れて娘自身の人生がやり直せるならと思い、娘との関係修復は諦めました。結局、女性はそのまま家族のもとを離れて鹿児島で一人暮らしを始めることになったのです。そこからの悲劇は前述したとおりです。

また、女性には離島に嫁いだ姉がいました。妹の様子を心配する姉に対し、山口医師は女性の状況等について個人的にメール連絡するようになりました。女性を振り回していたのは山口医師自身でありながら、女性自身やその病状に問題があるかのような説明をしつつ、大変な状況に対し誠実に対応しているかのように見せかけるメールを送りつづけていました。姉はてっきり妹が主治医に迷惑をかけていると思い込んでいました。

孤立させ依存させる

狙いをつけたターゲットを家族から引き離すことに成功し、一人暮らしをさせたわずか四日後に性的関係をもった山口医師ですが、既婚者であったことが発覚して以来、女性を思うようにコントロールすることが難しくなってきました。

そんな中、女性には二〇一四年九月に交際相手ができました。それを面白く思わない山口医師は、会ってもいない交際男性の人格を否定するメールを女性に送り、別れるように促しました。同時に、姉にもあることないこと男性の悪口をメールで送り、その男性に不信感を抱かせるよう画策していました。女性は頑張って仕事を探し、彼氏とお付き合いし、未来を向いて進もうとしていました。

巻頭の写真はこのときに撮影された一枚です（三頁参照）。しかし、それをことあるごとに妨害し、混乱させ、足を引っ張っていたのが山口医師でした。

女性は最初からずっと仕事をしたがっていました。懲罰的断薬あるいは薬漬けによって明らかに体調不良のときも頑張って面接を受けていました。当然、そのような状態では採用されませんでしたが、それでも女性はあきらめずに仕事を探しつづけました。せっかく仕事を始めても、山口医師はそれを応援するどころか「店長には口説かれなかった？　女性だっけ？　正直に話せよ」と下衆な質問で邪魔するばかりでした。

また、「じつは病院つぶれるかもしれません」「なんとなく急速に人生にやる気が失せてきてるよ」「ようやく人の体調しんぱいしやがったか。今、三九度六分」「すごい腹痛に襲われてた。多分ストレスで胃潰瘍になったんじゃないかな」「偶然目が覚めた。なんだか落ち込んでてさ」「人間弱ると元気がほしくなるのさ」といったメールを深夜もかまわず送りつけることで、不調をアピールして女性に心配させる手口も見られました。

山口医師がやっていたのは、女性の人間関係を密かに破壊しつづけ、孤立させて自分に依存するようにさせたことでした。最終的には、女性は尊敬して頼りにしていた姉ともギクシャクする関係になってしまいました。巧妙なことに、山口医師は決して自分に矛先が向けられないよう、常に別の要因を責めるように他人を誘導していました。実際、女性が亡くなった直後、全員から矛先を向けられたのは交際男性でした。

交際男性が第一発見者でした。病院に付き添い、警察署で事情聴取され、その後女性宅に戻ったところ、姉夫婦らが来ており、散々非難されて追い出されました。男性は追い出されたその足で城西こもれび心療クリニックに向かい、応対した看護師に対して、なぜ亡くなったのか理由を聞きたいと詰め寄りました。山口医師は、カウンター越しに男性と目が合いましたが、すぐに奥の部屋に引っ込みました。山口医師に報告したあと看護師の態度は急変し、警察を呼ぶと言われて男性は追い出されました。納得いかない男性は、クリニックに電話し、先生と話をしたいと言いましたが、拒否されました。電話を切ったあと、鹿児島西警察署から直接男性の携帯に着信があり、今度またクリニックに電話したり、足を運んだりすれば逮捕しますと言われました。

もしも女性が遺言としか思えないメッセージを残していなければ、そして彼が奔走して削除されていたメールまで復元する術を見つけ出さなければ、間違いなく彼はそのまま悪者にされ、女性の家族からも一生恨まれつづけていたでしょう。今では誤解が解けた家族とよい関係を保ち、一緒に裁判の行方を見守っています。

男性の山口医師に対する率直な気持ちは、これ以上医師でいてほしくないというものでした。当然彼も真実を知ってショックを受けていました。メール文面で馬鹿にされ、侮辱され、大切な人があることないこと吹き込まれていた様子がわかり、それを面白がっていた山口医師に激しい怒りや殺意すら抱きました。女性の死後一年は仕事も手につかず、みじめな生活を送ったと男性は教えてくれました。

家族の苦しみ

家族にとっても幸運だったのは、スマートフォンを復旧する過程で、残っていたメールのみならず、女性が削除していたメールまで復元できたということでした。山口医師は自分にとって都合の悪くなるメールを女性に削除させていましたが、その復元によってすべてが判明したのです。

幸運と表現はしましたが、とくにAさんのご主人は、父親という立場で一連のメールを読むことは耐えがたかったでしょう。最愛の娘が弄ばれたという事実だけでも引き裂かれる苦しみだったでしょう。その上、女性を家族から引き離すための卑劣な裏工作の全貌まで判明したときの衝撃は凄まじかったことでしょう。山口医師に一家全員が手のひらで転がされていたとはいえ、山口医師ではなく誤ってAさんを責めてしまったことに気づき、怒りや絶望、後悔、自責の念などさまざまな感情が押し寄せていたにちがいありません。

ある日ご主人は包丁を持ち出し、犯罪者になってもいいから山口を刺すしかない、いやそれじゃ皆に迷惑だから俺も死ぬ、と言って車で自宅を出ていきました。Aさんはそれを止めることなく、涙を流して見送りました。結局ご主人は三時間後に目を真っ赤にして戻りました。遺族はそこまで追い詰められていました。

時間は少し遡ることになりますが、メールの復元後、二〇一五年一月一七日にAさんのご主人と姉夫婦が城西こもれび心療クリニックを訪問しました。三人とも怒り心頭でしたが、それを押し殺し、四十九日法要を翌日に迎える一区切りとして主治医への報告という体で面談に行きました。

もしも山口医師がそこで何の言い訳もせず、すべて自分から白状していたら三人の心境に変化があったかもしれません。ところがやはり山口医師はメールで発覚した本性そのものの人物でした。死を悔やむような表情を浮かべながら、女性が亡くなった原因について延々と回りくどい持論を述べはじめました。そして当時の交際相手に問題がありそれが引き金となったと言わんばかりの結論に誘導していきました。メールの存在がなければ、それを皆信じてしまったことでしょう。

本心を隠しながら簡単に演技でき、完全な嘘をもっともらしく語り、なおかつ自然に他人に濡れ衣を着せることのできる山口医師の姿を目の当たりにし、これこそが皆を騙した手口だと三人はその場で完全に理解したことでしょう。話の中で、山口医師は女性が転移状態だったと認めたため、義兄がすかさず「関係とかもたれたりとかまさかないですよね?」と質問したところ、山口医師は「ないです」と答えました。もう三人とも限界でした。

山口医師の言葉を遮るように、メールのコピーが山口医師に突きつけられました。この面談の様子はすべて録音されていましたので、そこから一部抜粋します。

義兄「もう一度お聞きします。何もなかったんですかね。答えてください。何もなかったんですかね。答えてください。イエスかノーかでいいんですよ。答えてください。何もなかったんですかね？」

父「七月八日」

義兄「いいですか。書いてます。メモでもあります。電子媒体はですね、どうやってもなく、書いてあります」

姉「入居したのが七月の四日」

父「七月の四日。もういきなり七月の八日です。何のための鹿児島ですか。一生懸命やってたんですか？　それも治療ですか？　それを治療って言うんですか？　まっ僕らはそれが治療やって言われれば他の、他の病院に聞いて回りたいですよ。それはもう仕方ない、治療やったって、周りが先生たちが仰るんだったらそら僕らも納得します。日本全国聞いて回りたい。心療医ちゅうのはそういう治療するんだって。もう皆が一〇〇人が一〇〇人そうなんだよって言ってくれたら、まっそんなもんかって思うかもしれません」

義兄「山口さん教えてよ。何かあったんですか？　あったんですか？　山口さん教えてって」

父「僕はね、先生に、こうなって〇〇が死んでも、死んでしまったけどありがとうございました、お世話になりましたってほんとやったらそいで終わりたかったわけですよ。で、明日の四十九日を迎えたかったわけですよ。何でこういう思いをせんといかんとですか？　〇〇のせいですか？　普通の、普通のね、外科内科そういう先生に恋愛感情をもつのは別にいいですよ。それで死んだらそれでいいですよ。心療内科ですよ。異常やっていうのは自分で治療して、自分で診断したわけでしょ？」
父「絶対やっちゃいかんでしょ、それは。普通誰でもそれわかります」
義兄「謝罪とかはないですか？」
父「あのですよ、普通やったらまあ僕らやってね、まあ皆に原因があるかもしらんけど、でもどう見ても先生に完全に依存してましたがね。それをなぜ線を引けなかったのか。線を引けなかったこと自体が最後まで尾を引いてますがね。最後のメールも先生。僕らはね、あの七月の六日の日に亡くなった」
姉「一二月六日ね」
父「ああ、ごめん。あの一二月六日に亡くなった。しょうがない、いつかはこうなることやったかもしらんって、そのとき皆諦めましたよ。でも片づけしてて出るわ出るわ」
姉「携帯開いても出るわ出るわ」
父「あれを読まんないかん親の立場になってごらんよ。治療で通りますけ？」
義兄「これ、どう正当性があるかな？　山口さん、正当性がありますか？」
山口医師「いえ、ないです」
義兄「ですよね、どうケジメつけられますか？　脅してるんでも何でもないですよ。うかがってるんです。六年間頑張って通った大学の医師免許を剥奪されますか?」

姉「聞いてた話と、これこそ聞いてた話と違いますよ、先生。あたしだって少なからず先生を信じてた時期があって」

父「皆信じてたんですよ」

姉「私自身の相談もして、やっぱり心療内科医の先生ってすごいねって○○ちゃんとも言ってて、もちろん○○ちゃんが本当のことを私に話してくれてなかった、結局はそうだったたっていうのも残念だけど。やっぱり少なからず信じて、出した、お金をやっぱり援助しながらも出したうちの両親。母にはもちろん見せてませんけど。そしてあたし。これをどんな思いで、あたしならまだしも、父がどんな思いで……!」

姉「証拠。消したよ、じゃあ消したよ。でも消さないかぎりメールもしない。やっぱりそうやって心療内科医がやっぱりそういう追い込むことをするっていうのはどうなんですかね?『少なからず○○ちゃんは僕に恋愛感情をもってくれてました』そうでしょうね。だったかもしれません、それはわかりません。だけどじゃあそうやって思って、思って言ってる、ましてや患者に対して消さないんだったらメールもしないよって。消したか、消したか、いや消してないよ、メールもしないよって。それって追い込んでないんですかね? ○○のこと」

姉「実際先生は他の患者さんもそういうふうにされてるんですか？」
山口医師「することはあります。だからあのすごく敵対心……」
姉「ではなくて、体の関係をもたれることは？」
山口医師「それはないです」

ご家族の苦しみはこれらのやり取りだけでも十分伝わるかと思います。最後に、「らしさ」があふれた山口医師側の言い分も紹介しておきます。ずれたポイントについて非を認め、核心部分は決して認めずに誠実さを醸しだそうとする謝罪の手法は、今から思えば山口医師が窮状を切り抜ける際の共通パターンでした。

山口医師「○○ちゃんの治療に関して僕が手を抜いたってことは一度もないです。それは自信をもって言えます。ただ確かにもう今そういうふうにご家族が不信感をもってらっしゃる状況なので……僕の話をどれだけ聞いてもらえるかわからないですが、メールがもうとにかく不適切だったのはもうほんとに申し訳なかったと思います。それはほんとに謝ります。ただ、○○ちゃんと僕の間にはそれなりに信頼関係があったと今でも思っていますし、メールの表現がとにかく僕が人間ができてないせいで、すごく下品だったり、表現がすごくまずいと自分でもほんと思いますけど、最後の最後まで治療はきちんと真剣にやってました。そして、彼女をそういうふうに性の道具に使ったような、そういうことをしたつもりはほんとにないです。確かに関係があったのはそのとおりなんですけど。依存を利用して何かそういう関係にしたとかそういうこともちろんないですし。関係をもったことは不適切だったのはほんとにそのとおりだと思います。ですけど、関係があったのはほんと二回で、ここにあがってきてもらっても、関係をもたなかったことのほうが多いです。で、彼女が僕にのめらないように必死にやってたつもりですし、そうしないように必死にしてたつもりでした。ただやっぱり、僕の中にも彼女を、に、好意を抱いていたのは事実で、それを押しとめられなかったことが何回かあったのはそのとおりです」（二回だけという嘘は即座にばれた。後日、山口医師は代理人を通して「穏便に」という文言を用い、あからさまに金銭で解決しようともちかけ、その保身の態度がさらに遺族の感情を逆なでした。）

精神科医と闘うときの鉄則

Aさんは山口医師に一矢報いると決めたものの、その展望は決して明るいものではありませんでした。前述したとおり、山口医師の刑事責任を問うことは困難でした。通常であれば、民事裁判を起こし損害賠償請求をするのが筋だと多くの人は考えるでしょう。しかし、それは悪手だと私は考えました。確かに、本件についてはメールという証拠が残っており、通常ほとんど物的証拠のない他の被害事例と比べると、民事も有利に進むように思えました。さらには、前述の面談時、山口医師が不適切な関係を認めて謝罪した様子も録音してありました。ここまで証拠があれば簡単に勝訴できるものだと普通の人は考えるかもしれません。

しかし、私は精神科医を相手どった民事裁判、刑事裁判がそんなに甘くないことをすでに何度も痛感させられていました。これで勝てなければもう勝てる裁判などないと思えるほど十分に証拠がそろっていたと思えた民事裁判でもあっさりと棄却されたこともあります。さらには、患者に対する強制わいせつで逮捕、起訴させた精神科医が無罪になってしまったこともあります。複数の被害者が勇気を出して声を上げ、法廷でも証言しましたが、治療の一環だとする同業者の意見書等によって無罪とする判決が下されました。その後、現場に復帰したその精神科医がまったく同じ手口で女性患者に診察を装ったわいせつ行為をしていることを知りました。被害に遭ったという女性から私に報告があり、とても悔しい思いをしたことをよく覚えています。

なぜ精神科医相手だと勝てないのでしょうか。それは、精神医学という土俵で闘ってしまうからです。客観的に証明できる正しい診断や基準そのものが存在しない世界では、診断や治療の誤りを立証することも困難です。解釈次第でいくらでも責任を回避できてしまうのです。要するに、精神医学という土俵上で闘うかぎり精神科医は無敵なのです。ルール自体も改変できてしまう相手に正面からぶつかっても勝てません。

ですから、精神科医と闘うときの鉄則は「決して相手の土俵で闘わない」ということです。精神医学的に正しいか間違っているのかを争点にした時点で負け戦です。法令、人権などといったフィールドに相手を引きずり出し、そこで闘いを挑むことが重要です。

山口医師は単に精神科を標榜するクリニックの院長というだけではありませんでした。精神保健指定医の資格を有し、日本精神神経学会認定の専門医および指導医でもありました。指定医の資格は強大であり、強制入院、身体拘束、隔離といった強制治療を指示する権限があります。そんな権威をもった専門家相手に正面から闘ったとしても返り討ちに遭う可能性がありました。山口医師の権威や信用が落ちないかぎり、裁判官は簡単に騙されてしまうからです。

そこでもう一つの鉄則を使いました。それは、犯罪的な精神科医は必ず他の不正・犯罪にも手を染めているのでそれを見つけ出せというものです。これは当会や私個人の長年の経験からも裏打ちされている鉄則です。どうやら、この類の人間は罪悪感や責任といったものを感じる能力に欠けており、躊躇なく法を犯すことができるようです。その中でも比較的見つけ出しやすいのは診療報酬の不正請求です。

私には確信がありました、この山口という精神科医は絶対に不正請求をしているだろうと。たとえ民事をするにしても、不正請求を暴いて社会的信用を失わせてからのほうがよいと考え、まずは不正請求に関する調査を行いました。Aさんはすでに女性のカルテを開示していましたが、ふと思いつき「ご家族のカルテを勝手につくられてないですか？」とAさんに確認しました。というのは、患者家族を勝手に患者扱いにし、いつの間にか治療を施したことにして架空のカルテを捏造し、それを基に不正請求するという手口を以前に経験していたからです。

その直感はビンゴでした。Aさんがクリニックの事務員に家族全員のカルテの写しを出してほしいと申し込んだら、あっさりとAさんのご主人、つまりは女性の父親のカルテの写しが出てきたのです。父親は患者として山口医師から診察を受けたことなど一度もありませんでした。つまりは捏造カルテです。

詐欺を立証することの困難さ

診療報酬の不正請求問題はわれわれが得意とする分野でもありました。なぜならば、犯罪的な精神科医を医療の現場から追い出すのに一番手っ取り早くかつ効果的な手法が、不正請求の摘発だからです。投薬がおかしい、などと治療の中身について騒ぎ立てたところで何もなりません。そもそも行政には治療の中身について指導する権限などないからです。しかし、その形式や手続きといったものが法令から外れていた場合は指導や摘発の対象となります。不正請求はその治療の中身を問わず不正なのです。

通常、不正請求とはお金を騙し取る行為であるため詐欺行為に当たります。しかし、不正請求を刑法の詐欺罪で立件できるかどうかは別の問題になります。詐欺を立件することは非常にハードルが高いのです。状況証拠では明らかにクロであったとしても、それを確実に細かいところまで立証することができなければ詐欺罪として立件できないのです。

実際にあった具体例で説明しましょう。通院・在宅精神療法という精神科クリニックにとって一番の収入源になる診療報酬があります。これは五分以上の診察が要件とされ、カルテには診察に費やした時間を記載する必要があります。とある精神科クリニックでは、ある日院長一人で一二人の初診患者と五七人の再診患者を診察したことがカルテから確認できました。その六九人のカルテに記載されていた時間を合計すると一六時間一八分となっていました。ところが院長のその日の勤務時間は七時間三〇分でした。この例で考えると、不正請求があったことは明らかです。しかし、それだけでは詐欺罪として立件することはできません。なぜならば、その六九人の患者のうち、誰が実際に来院していたのか、誰が架空請求だったのか、誰のカルテを偽造したのかなどをすべて特定しなければならないからです。

不正請求と詐欺罪の違いは、取り扱う法律の違いでもあります。診療報酬の不正請求を取り扱うのは健康保険法です。主に厚生局（厚生労働省の地方支部のようなもの）が調査したり処分を下したりするのですが、犯罪捜査ではないため捜査権限はありません。つまり、強制的にカルテを押収することはできないため、事前告知した上で立ち入りや呼び出しをする手順を踏まなくてはなりません。一方、詐欺罪は刑法なので主に警察が取り扱う案件になります。警察は捜査権があるので、ある程度の証拠があれば裁判所を通して家宅捜索することも可能です。

不正請求を知ったときには厚生局（あるいはそれと連携する都道府県の特定部署）に告発するか警察に告発するかという選択肢がありますが、それぞれデメリットがあります。厚生局に告発したところで、事前告知した段階で証拠隠滅される可能性が高くなります。また、せっかく告発しても処分が発表されるまでに年単位かかる上、その途中経過の状況等は一切教えてもらえなくなるため、うまく進んでいるのかすらわかりません。通報件数が多すぎて厚生局側の処理が追いつかず、時効が過ぎてしまうこともあります。一方、警察はよほどの証拠がないかぎり絶対に動きません。

そのような状況の中でも、私は今まで数々の精神医療機関の不正を摘発してきました。その中で理解できたことは、少しでも言い逃れできてしまう一〇〇件の不正を告発するよりも、確実に言い逃れできない一件の不正を告発するほうがはるかに重要だということです。とくに鍵となるのがカルテの不実記載（捏造）を立証することです。不正請求の中でももっとも悪質なのは架空請求です。実際にはしていない治療をしたと嘘をついて診療報酬を請求することになるので、それには人を騙して金を請求する意図があります。不正を指摘された人は例外なく、認識の誤りによる誤請求であり騙す意図はなかったと釈明します。実際にその可能性もありますが、カルテを捏造して架空請求した場合、その言い訳は通用しません。

調査の権限も捜査の権限もない一般市民が証拠を集めるのは非常に困難です。しかし、ある程度の証拠を集めて告発の信憑性を高めないかぎり、警察はもちろん厚生局も一切動かないというのが現実です。権限のある機関が動かない以上、仕方なく公務員でもなく何の権限ももたないわれわれがその仕事をしなければならないのです。

いざ告発へ

さて、山口医師の話に戻ります。この場合も、彼が絶対に言い逃れできない証拠を突きつける必要がありました。そうでなければ告発したところで立ち消えになるのは明らかでした。では、父親のカルテが偽造であることをどうやって証明したらよいのか。これには以前の経験が役に立ちました。カルテに記載されている診察日に来院することが物理的に不可能であったことを証明することで、カルテの捏造と不正請求を指摘できた案件がかつてあったのです。同様の視点から、父親の「アリバイ」を証明できるものを探し出しました。それはすぐに見つかりました。

以下、私が作成した告発状（平成二八年一二月一三日付）からの抜粋です。

> 1　告発事実
>
> 被告発人は、鹿児島市城西三丁目一〇－一湯田BLDG二〇二に所在の城西こもれび心療クリニックの院長であるが、診療録に不実記載し、来院した事実のない患者に対して診療したようにみせかけ、その架空の診療に対する医療費を保険者から詐取した。
>
> 開示された診療録によると、〇〇氏は平成二六年七月二日に当該診療所に来院し、被告発人によってニコチン依存症及びナルコレプシーと診断され、禁煙補助剤であるチャンピックスと、第三種向精神薬であるベタナミンを処方されたことになっている。また、同年七月

一六日、七月三〇日、八月二七日にも来院し、チャンピックスを処方されたことになっている。その際、〇〇氏が所有する保険証（保険者は全国健康保険協会鹿児島支部）が使用されていた。

また、開示されたレセプトによると同年七月診療分として三八八六点、八月診療分として一七四二点が計上されており、〇〇氏が加入する全国健康保険協会鹿児島支部に対して、自己負担三割分を除いた七割分合計三九三九六円（一点は一〇円分に換算）を請求していた。

ところが、いずれの通院日においても、〇〇氏は鹿児島県××郡××の株式会社△△に通勤していた。同会社が発行した〇〇氏の勤務タイムカードによると、いずれも朝は七時台に出勤し、一八時台から一九時台まで勤務していたことがわかる。当該診療所の診療時間内に来院することは不可能である。

つまり、被告発人は架空の診療について診療録に不実記載をした上で医療費を請求していたことになる。これは、過失によって不当に請求した誤請求ではなく、最初から詐取する意図がなければなし得ない行為であり、刑法上の詐欺に該当する。


この書面を見るかぎり被害額は大したことはないかもしれません。しかし、一事が万事です。こんな悪質な架空請求をするような人物が、不正をこれだけにとどめているはずがありません。告発はあくまでも捜査の切り口にしてもらうためのものでした。実際のところ、この件だけであれば、たとえ警察が動いたとしてもせいぜい書類送検のあと不起訴で終わるのは確実でした。そうさせないようにするためにも、告発に向けた準備を進めると同時に山口医師に関する情報を収集しはじめました。

そうすると不穏な情報が入ってきました。どうやらクリニック関係者が自殺して大騒ぎになったということでした。他にも、山口医師から不適切な性的アプローチをかけられた女性がいるという情報も入ってきました。そこで、私は関係機関に告発状を提出すると同時に被害の情報を知る関係者にも会うと決め、この事件を知ってから初めて鹿児島入りをしました。

二〇一六年一二月一三日、私とAさんは一緒に鹿児島県警察本部と厚生局鹿児島事務所に行き、それぞれ告発のための書類を提出しました。警察は所轄の警察署において告発状を受理することになるので、当日はあくまでも参考文書の提出としました（二〇一七年二月二一日、鹿児島西署にて告発状を受理）。

手ごたえはありました。少なくとも信憑性の高い情報であることは理解していただきました。山口医師を摘発に持ち込むための大きな第一歩となりました。しかし、その直後にさらに大きな転機を迎えることになるとは当時予想をしていませんでした。

おぞましい実態

同じ一二月一三日、私とAさんはAさんの弁護士である早川雅子弁護士と合流し、とある病院に向かいました。この早川弁護士の直感がわれわれを確信へと導くことになったのです。

Ａさんから相談を受けた早川弁護士は、山口龍郎医師の名前について何か引っかかりを感じていました。どこかでその名前を見たことがあったからです。思い出したのは別の依頼者女性の話でした。その依頼者女性は、書類提出の関係で精神科医からの所見が必要となり、とある精神科クリニックで診てもらったところ、性的なアプローチをかけられました。そのあげく、それを拒否したら嫌がらせでまったくデタラメな診断書を出されたという信じがたい経験をしていました。まさにその精神科医こそが山口龍郎医師だったのです。

早川弁護士は違和感を覚え、他にも被害者がいるかもしれないと考え、山口医師が院長を務めるクリニック近くの精神科病院に尋ねました。その予想は見事に的中し、山口医師のセクハラ、性的アプローチに悩まされ、その病院を受診する患者が何人も存在することがわかりました。そこで、山口医師から被害を受けたことを証言してくれる女性とそこの病院関係者と会う機会が実現できたのです。

そこで聞いた話は衝撃的でした。山口医師はまったく同じ手口で見境なく女性に手を出していることがわかりました。それを知って一番腹立たしかったのはＡさんでしょう。なぜならば、山口医師が嘘をついていたことがわかったからです。女性の死後、Ａさんを除く遺族が山口医師を訪問した際、山口医師は当該女性以外の患者とは体の関係をもつようなことはなかったと釈明していました（五五頁参照）。

謝罪も反省の態度もすべてその場しのぎの見せかけでした。反省したふりをして完全に嘘をついていたのです。Ａさんの娘さんと同時並行で複数の女性に手を出していました。そしてＡさんの娘さんの死後、山口医師は責任を感じて態度を改めるどころか、さらに被害を拡大していったのです。山口医師から命からがら逃げ出した女性たちを治療していた医師はＡさんにこのように述べていました、「山口医師が患者の女性にやったことは、立証できない犯罪です」と。

自分の欲求を満たすために女性の命も尊厳も平気で踏みにじるような相手にはもう躊躇も遠慮もする必要はありませんでした。それまでは名誉棄損で訴えられる怖れがあるので自重していましたが、むしろ好都合なのでぜひわれわれを訴えてくださいと言わんばかりに大々的に情報を呼びかけることにしました。鹿児島から戻った当日の一二月一四日、私は当会（ＣＣＨＲ）の Facebook ページに以下のとおり投稿しました。

※特に鹿児島の方、シェアして下さい。

鹿児島にとんでもない精神科医がおり、被害が広がっているため、情報収集するために鹿児島まで行ってまいりました。

その精神科医は、女性患者や患者家族（母親、姉、妹など）に見境なく手を出します。

苦情が相次ぎ、勤務していた鹿児島県内のＨ病院を解雇された後、平成二六年に県内Ｋ市とＴ市に精神科クリニックを開業しました。そこでも女性患者や事務員等に手を出し、少なくとも二人を自死に追い込みました。

一つの事例です。患者に付き添って来院した家族（二〇代女性）に対して個人的に連絡先を伝え、女性の精神的な弱さをついて特別に治療してあげると自分に依存させ、薬に依存させ、妻子持ちであることを隠して性的関係を結びました。実は妻子持ちだったことがばれるなどしてトラブルになると女性を見捨て、向精神薬をいきなり切るなどして不安定にさせ、最終的に女性は自死しました。

実はこのような手口で多くの女性や患者家族、事務員等にアプローチしていることがわかりました。近所の精神科病院には、被害者からの相談・報告が相次いでいます。

身体を触られた、しつこいわいせつメールが来た、弟が患者なのに弟には数分しか時間をかけず付き添った姉には数十分かけて面談して性的なアプローチをしてきた、などもう滅茶苦茶です。

地元の医師、看護師、弁護士、心理職の人々からも、あの精神科医はおかしいと次々と声が上がっています。しかし、それでもその精神科医を止めることはできません。このようなケースに警察や保健所は無力なのです。

そういう間にも被害は広がっています。女子高生の患者にも手を出そうとしていた形跡もありました。

恐ろしいことに、ここのクリニックは「児童精神科」をうたっています。T市の方には、ここのクリニック以外に精神科はなく（病院の心療内科はある）、当然児童精神科もありません。もしかしたら、スクールカウンセラーを通して、子どもたちがそこに繋がれているかもしれません。

このような狂った精神科医にありがちですが、やはりここでもデタラメ薬漬けや不正請求が行われています。薬漬けによって健康を害されたという健康被害も相次いでいます。

この精神科医の犯罪的行為を止めるには、声が必要です。被害は思っているよりも広がっているため、声が集まれば保健所も警察も動きます。特に一八歳未満の患者に手を出していたら一発アウトです。

この精神科医Yから被害を受けた方、この精神科医の被害について心当たりがある方、すぐにご連絡下さい。我々だけではなく、地元の関係者たちがこの精神科医の暴走を止めたいと願っています。

info@cchrjapan.org

（出所：https://www.facebook.com/CCHRJapan/posts/1179548085416452）

ほどなくして反響がありました。次々と被害を訴える声が届いたのです。その手口はあまりにも卑劣で異常でした。まるでゲームを楽しむかのように、まったく同じパターンで何人もの女性を毒牙にかけていたのです。さらには重要な人物から連絡がありました。それは、従業員の死について真相を知っているという、かつてクリニックに勤めていた看護師からでした。

山口医師は女性従業員にも手を出していました。異常さを察知してすぐに辞める従業員も多く、山口医師のクリニックは従業員の入れ替わりが尋常でないことで有名でした。ターゲットにされた従業員は金銭までも搾取されました。連絡してくれた看護師は、亡くなった従業員の同僚であり友人でした。患者として山口医師から治療も受けていたその従業員が山口医師に振り回され、どんどんおかしくなっていく様子を看護師は身近で見ていました。そして、自宅で自死を遂げた従業員の第一発見者になりました。

連絡があった被害者の状況も深刻でした。山口医師に振り回されて不安定になり、自殺未遂をした女性が何人もいました。性行為の際に脱法ドラッグを使われ、一時生死をさまよう被害に遭った女性もいました。一〇人以上から被害の報告がありましたが、それはあくまで被害のごく一部にすぎません。状態が悪い人は連絡すらとれないからです。もう思い出したくない人もいるでしょう。あるいはもうすでにこの世にはいないかもしれません。

さらには遺族には耐えがたい情報もありました。もしも山口医師に良心というものが存在すれば、精神科のプロとして、いやそれ以前に人として、患者であった女性を自死に追い込んだことについて罪の意識を感じることができるはずです。しかし山口医師は、それすらも別の女性を支配するための道具にしたのです。二八頁で紹介した山口医師の手口その5です。彼は、女性患者を死なせたことについて自責の念を感じて苦しんでいる「ふり」をし、別の女性の気を引いたのです。それはまさに彼の得意とする手口でした。実際、そのような様子を見せられた被害者女性（患者）が、自分だけに弱さを見せて苦しんでいる山口医師を助けなくてはならない！という気持ちにさせられたことを告白してくれました。結局、そのような手口を用いてその女性患者と性的関係をもった山口医師が、反省などしていないことは明らかでした。

無法地帯

被害者や元従業員らから情報が集まるにつれ、そもそも医療機関の体をなしていないとんでもない状況が浮かび上がってきました。驚くべきことに、山口医師は二つの精神科クリニックで院長を兼任し、それぞれ唯一の常勤医でありながら登院すらしないことが頻繁にあったということでした。

最初聞いたときには耳を疑いました。なぜならば、医師不在であればそもそもクリニックは営業できないからです。体調不良等でやむなく医師が登院できない場合、代診医を立てるか、それができないのであれば休診するのが普通です。来院してしまった患者に対応するために開けておくことはあるかもしれませんが、当然医療行為はできません。

ところが、来院してきた患者に医師免許をもたない従業員が対応し、院内処方の向精神薬を手渡して帰らせるということが当たり前のように繰り返されていました。それどころか、そのような対応について通院・在宅精神療法が加算されていました。他にも、医師ではない従業員が患者から電コラム「本物の洗脳」

「洗脳」という言葉は、今やスラング的に日常の他愛のない出来事にまでも使用されており、本来の意味を失っています。説得されたり、啓発されたり、教育されたり、気づきがあったりして、人が自分の考えを変えるというのは普通のことです。それは洗脳ではありません。時には騙されることもあるでしょう。騙されるのは単に思慮や情報が不足しているだけであって、騙すこと自体が洗脳だというわけでもありません。

本物の洗脳とは、その人が制御できない意識の奥底に働きかけるものです。たとえば、催眠術によって人をコントロールするというのも一種の洗脳でしょう。ただし、催眠術にはかかる人もいればまったくかからない人もいるため、確実な手段とは言えないでしょう。ところが、特定の精神医学的技術を用いれば、通常催眠術にかからないような人でも無意識下でのコントロールが可能となってしまいます。

かつて、このような洗脳手法を研究する秘密計画があり、非人道的な実験も多々行われていました。「MKウルトラ計画」という言葉を検索したら、それがいわゆる陰謀論などではなく事実であることがわかるでしょう。一九五〇年代から六〇年代にかけて行われたこの計画には精神医学の技術が使われていました。世界精神医学会の初代会長、つまり精神医学のトップ中のトップであったキャメロン博士が、アメリカの諜報組織であるCIAとともにこの研究を進めていたという事実がそれを象徴しています。

これは、LSD等の薬物や電気ショック等を用いて人を無意識状態にした上で「命令」を植えつける手法でした。実はこの手法が使われていたのがオウム真理教です。オウム真理教には何人も医師がいましたが、そのうちの一人である林郁夫受刑者が、MKウルトラ計画の実験について書かれた『拷問と医者』(ゴードン・トーマス著)という本を読み、人の記憶を消去する「ニューナルコ」という手法を開発しました。精神医学を濫用すれば、このような本物の洗脳が可能となってしまいます。

山口医師が洗脳手法についてどの程度知識があったのかわかりません。単に逸脱した臨床を通して成功パターンを積み重ね、独自に手法を編み出していたのかもしれません。私が被害者から話を聞くかぎり、向精神薬と転移が巧みに利用されていました。薬が効いた状態で、診察を通して直接性的言動を繰り返されたり、深夜も早朝も問わず、文字通り四六時中メールやLINEを送りつづけられたりした女性患者たちは、なぜか山口医師に恋愛的な感情を抱くようになっていました。

山口医師と薬の影響下から離れ、正気を取り戻した複数の被害女性が口々に「なぜあのとき山口先生のことを好きになっていたのかまったくわからない」とまったく同じセリフを述べていたのが、私にとってとても印象的でした。亡くなった女性の母親であるAさんの言葉も印象的でした。Aさんは、生前の女性がイケメン好きであることをよく知っていました。山口医師の容姿は女性の好みと正反対であり、Aさんは「娘がまともな状態なら、絶対に好きになるはずがないタイプ」だと力説していました。

睡眠薬やお酒の影響で酩酊するなど、抗拒不能な状態の相手に同意なく性的関係をもった場合、準強制性交罪、準強制わいせつ罪に問われます。しかし、「本物の洗脳」は酩酊状態ではなく、一見すると意識は清明です。無意識下に働きかける洗脳は、まさに「抗拒不能」ですが、それを立証するのはきわめて困難です。少なくとも、現時点では警察にそこまで調べてもらうことなど期待できないでしょう。そもそも、被害者は被害とすら認識できないために事件になりません。

精神医学の技術や知識、向精神薬、そして主治医という立場を悪用したら、法で裁くことのできない反社会的・反倫理的行為によって患者を搾取することができてしまいます。「普通の医師はそんなことはしない」「極端な例だ」と思われるかもしれません。でも、それはこの問題に対処しなくてよい理由にはなりません。

この例からもわかるとおり、山口医師だけが特殊なのではありません。

とはいえ、何でもかんでも「洗脳」と決めつけてしまうのもまた問題があるでしょう。山口医師がしたこともすべてが洗脳だという証拠もありません。ただ一つ言えることは、洗脳の有無とは関係なく、主治医が患者と性的関係をもつことは尋常ではないということです。たとえ患者から好意を寄せられたとしても、主治医と患者という関係を保ったまま恋愛関係、性的関係に発展することはありえないのです。

二〇一九年二月、ある超人気アイドルグループから脱退した女性が大きな話題となりました。当時二三歳の女性が四八歳の精神科医と交際をしていることが報道されました。その年齢差もさることながら、二人の関係が主治医と患者という関係であり、さらには芸能界復帰を目指す女性の新事務所の社長がその精神科医であることも発覚し、騒ぎとなりました。「転移」や「洗脳」を指摘した報道もありました。真相はどうであれ、そのように疑われてもおかしくないことをしているのは間違いありません。

話を受け、そのまま自宅に向精神薬を郵送するということも常態化していました。当然、それに対しても通院・在宅精神療法が加算されていました。

これらは医師法違反、医療法違反、麻薬及び向精神薬取締法違反、健康保険法違反、そして詐欺の罪にあたります。一昔前であればこのような精神科クリニックは珍しくなく、実際私が何件も摘発に結びつけました。向精神薬の無診察処方やそれに伴う通院精神療法算定は大きな問題となり、さすがに大っぴらにやるようなところはもうないだろうと私は勝手に思い込んでしまっていました。

これだけ堂々と違法行為が野放しにされていたことに私はショックを受けました。警察はもちろん、保健所も麻薬取締部も厚生局も指導した形跡はありませんでした。要するに医療行政がまったく機能していないということでした。まさにそこは無法地帯だったのです。

そもそも開業自体に無理がありました。山口医師はH病院に二〇一四年一〇月まで勤務していましたが、その傍ら同年五月に鹿児島市内に城西こもれび心療クリニックを開業しました。そして、H病院を辞めると同時に、さらに垂水市にりんどう心のクリニックを開業しました。新たに開業したといっても常勤医を雇ったのではありません。常勤医は山口医師のみでした。書類上は非常勤の医師も登録されていましたが、その医師が東京都在住の整形外科医であったことから実態がないのは明らかでした。

二つのクリニックの診察日が重なることはありませんでしたが、どちらも院内処方でありながら常勤の薬剤師はいませんでした。他の病院にフルタイムで勤めている薬剤師が、土曜日のわずかな時間を使い、二つのクリニックに隔週で勤務する程度でした。院内処方の場合、薬剤師が不在の場合でも、医師は例外的に調剤することが許されています。しかし、その医師までもが不在であればもはや話にもなりません。

元従業員によると、患者に薬を渡す際には必ず白衣を着用するようにと事務員にも命じていたようです。白衣を着用していたら薬剤師のように見えるというのがその理由のようです。無資格調剤は薬剤師法違反ですが、このような姑息な真似をするということは「違法」を山口医師は自覚していたのでしょう。

参考までに、元従業員が作成し、関係機関への情報提供や記者会見の資料として使われた文書を章末（九六－九八頁）に示します。どれだけ常識や最低限の基準から外れていたのか理解できると思います。

本当の問題

これはもはや山口医師個人の問題ではありません。確かに、山口医師自身に一番問題があるのは間違いありません。ここまでひどい精神科医は滅多にいないかもしれません。「特異」な医師による「特殊」な事件だと言えるかもしれません。しかし、それを例外的な事件として片づけてしまうことは、第二、第三の山口医師を生み出すことになります。

本当の問題は、ここまでデタラメな精神科医を誰も止められなかったことにあります。保険診療のルールを理解できない、守れない医師は、保険医として保険診療に携わる資格がありません。そして、自ら診察しないで治療をしてはいけないというのは、医師法にも定められた医師としての基本中の基本です。山口医師のやっていたことは、車の運転手が信号や標識を理解できない、守れないというくらいありえないことでした。運転手は当然おかしいのですが、常に信号無視を繰り返し、時にはひき逃げ事件を起こしている車がまったく取り締まられることなく運転できている状況のほうが異常ではないでしょうか。山口医師のデタラメすら取り締まれない医療行政は、いったい何を取り締まることができるのでしょうか。

ただ、行政側にも言い分はあるでしょう。現行法は積極的に医療機関を取り締まるようにはなっていないからです。捜査権のある麻薬取締部を除き、行政機関にできることは非常に限定的です。医師法や医療法は基本的に性善説によってつくられています。山口医師のような医師は想定外であり、現行法では十分に対応しきれないのです。

とはいえ、これだけ具体的な情報があれば、現行法でも最大限に利用することで山口医師を摘発し、その被害を食い止めることができるはずでした。そこで、私はまずは保健所を動かすことにしました。それに先立ち、関係者を集めました。二〇一七年二月二二日、早川弁護士の事務所に私とAさんをはじめ、被害者や元従業員、そして地元紙である南日本新聞の記者が集い、山口医師の実態について情報共有し、どのように対策をするか話し合いました。その場にいた人々は皆、それぞれの情報に驚愕し、怒りを募らせていきました。

ここでAさんが驚愕するとともにすべての疑問が氷解した瞬間がありました。Aさんが「私が初診に同行したとき、山口医師がどうせ二週間経ったら○○ちゃんは仕事にも行けなくなると薄ら笑いした顔が忘れられない」と発言したときに、元従業員が「ああ、それは山口医師のいつもの手口です」と言い出しました。ある患者について「あの患者は、二週間したら体動かなくなるよ、仕事辞めるよ」と山口医師に言われ、最初何を言っているんだろうと思っていた元従業員は、その予言どおり患者が動けなくなるのを目撃して驚いたそうです。要するに、薬を使って意図的に状態を悪化させることなど山口医師にとっては簡単なことだったのです。

最初からすべて仕組まれたものだったと理解したAさんの怒りは相当でした。わいせつのみならず、本分である投薬ですら常軌を逸していたのかと、Aさんが絶対に山口医師の実態を白日の下に晒したいと強く決意した瞬間でした。全員の思いは一緒でした。これ以上被害を広げてはいけない、山口医師を逮捕させて医療業界から追放しなければならないと決意を固めました。そこで、私はどのようにして保健所を動かすかについてアドバイスし、計画を立てました。

二〇一七年三月七日、Aさん夫妻と早川弁護士、被害者が鹿屋保健所を訪ね、当該保健所が管轄するりんどう心のクリニックの実態について報告しました。ただし、その結果は満足いくものではありませんでした。ある意味当然かもしれません。にわかには信じがたい話である上、保健所としてどのように動けばよいのかということについて担当者は考えが出てこなかったことでしょう。そこで、私は翌日、保健所宛てに要望書（章末九九－一〇一頁参照）をＦＡＸで送付しました。

クリニックの休診・閉鎖

その後、三月一四日には複数の元従業員まで保健所に赴き、詳細を報告しました。そこまでやりながらも、あまり手ごたえは感じられませんでした。私も長期戦を覚悟しました。今の時代、マスコミが先行する形での摘発は厳しくなっており、訴訟リスクを避けるマスコミは行政の動きがないと報道しない傾向にあります。したがって、行政が先行して動かなければマスコミも報道できないため、保健所が動かない場合、長期戦になるのは必至でした。

しかし、事態は思わぬ方向に動きました。わずか三日後の三月一七日のことでした。記者がりんどう心のクリニックに取材に向かったところ、鹿屋保健所がまさに立ち入り検査をする場面に遭遇したのです。意図したわけではなく偶然でした。保健所はしっかりとわれわれからの情報の重要性を受け止め、行動に移していたのです。

そこからは急転直下でした。鹿児島県内では圧倒的なシェアを誇る南日本新聞は、保健所の立ち入り検査をきっかけに次々と記事を掲載していきました。以下は一連の記事の日付と見出しになります。

二〇一七年三月一八日朝刊（1面）「診察せず向精神薬処方か　垂水の診療所　県立ち入り検査」
二〇一七年三月一八日朝刊（31面）「『電話一本で薬宅配』垂水の診療所　患者らずさんさ指摘」
二〇一七年三月一九日朝刊「診療報酬不正請求か　立ち入り検査垂水・診療所　診察せず再診料」
二〇一七年六月九日朝刊（1面）「向精神薬無診察譲渡の疑い　厚労省麻取と鹿県　2診療所を家宅捜索」
二〇一七年六月九日朝刊（25面）「向精神薬無診察処方疑い　精神科医　異例の捜査　同業者『あり得ない』」
二〇一七年六月一一日朝刊「向精神薬不正疑い鹿県内医師　女性患者に性的言動　10人超、診療所内外で」
二〇一七年六月三〇日朝刊「精神科医調査　鹿県に要望　性的言動被害患者遺族訴え『資質欠ける』」
二〇一七年一二月七日朝刊「鹿県医師　向精神薬不正処方　診療所など再捜索　容疑で麻取　無診察、常態化か」

保健所による立ち入り検査は医療法に基づくものであり、犯罪捜査ではありません。強制的にカルテを押収することもありません。ところが山口医師は立ち入り検査以降、立ち入りされていないほうのクリニック（城西こもれび心療クリニック）も含め、自分が運営していた二つのクリニックを長期休診させてしまいました。休診の間に隠蔽工作をするつもりだったのかもしれません。

しかし、その隠蔽工作も麻薬取締部が動くことで通用しなくなりました。麻薬取締部はいわゆる麻薬Gメンと呼ばれる麻薬取締官が所属する部署で、規制薬物の不正流通を監視し、薬物犯罪を取り締まります。捜査権や逮捕権を有し、裁判所の令状をとることで家宅捜索もできます。山口医師のやっていたことは、法律（麻薬及び向精神薬取締法）によって定められた規制薬物である向精神薬（巻頭一〇頁の表参照）を不正に譲渡する行為でした。

麻薬取締部は二〇一七年六月七日、同年一二月六日に二つのクリニックや院長自宅等を家宅捜索しました。家宅捜索の様子は絵になるため、実名こそ出なかったものの地元の新聞やテレビでさかんに取り上げられました。しかし、それで安心できたわけではありませんでした。もしもここで山口医師が事実を認め、謝罪する戦略に出たら、早々に書類送検で手打ちにされてしまう可能性がありました。その場合、詐欺罪にまで行き着くこともなく、それよりも罪状の軽い麻薬及び向精神薬取締法だけでは不起訴になり、実名も公開されることなく山口医師の社会的信用にも傷がつかないという結末も考えられました。

悲願の逮捕

しかし、山口医師はごていねいにもわざわざ捜査関係者を怒らせるような行動をとったのです。麻薬取締部は二〇一八年一月二三日に山口医師を麻薬及び向精神薬取締法違反で逮捕しました。逮捕されたということは捜査に非協力的で逃亡や証拠隠滅の恐れがあったということです。

これによって山口龍郎という名が少なくとも鹿児島県一帯に知られることになりました。逮捕され自宅から連行される姿、あるいは身柄を鹿児島地検に送られる姿がいっせいに報道されました。

これは、私とAさんが何度も何度も頭に描いていた光景でした。手錠をかけられた山口医師の姿がその実名とともに公に知らされる日を夢見てわれわれは動いてきたのです。その悲願の一つはようやく達成されました。

これが本丸ではないことはもちろん承知の上でした。われわれが追及したかったのは患者に対する性的虐待です。向精神薬の不正処方など外堀にすぎません。しかしそれでも価値のある一歩でした。なぜならば、これによってようやく少なくとも鹿児島県民の間では山口医師の名前が知られるようになり、今後山口医師が医療の現場に戻ってきた場合も、患者たちが何も知らぬまま無防備に被害に遭うということは防げるからです。

南日本新聞は以下のように一連の報道をしました。

二〇一八年一月二四日朝刊（1面）「向精神薬不正　鹿児島市の医師逮捕　麻取　営利目的譲渡疑い」

二〇一八年一月二四日朝刊（25面）「精神科医逮捕　関係者『不正信じ難い』　向精神薬自ら使用か」

二〇一八年一月二五日朝刊「向精神薬不正『悪意持てば防げぬ』　医師逮捕に医療界困惑」

二〇一八年一月二六日朝刊「向精神薬不正　使用と譲渡疑い　精神科医を送検　九州厚生局麻取」

二〇一八年二月三日朝刊「鹿児島市の医師　譲渡疑い再逮捕　向精神薬不正」

二〇一八年二月二一日朝刊「向精神薬不正　医師今日にも逮捕　詐欺容疑で鹿県警」

二〇一八年二月二二日朝刊「向精神薬不正　詐欺疑い医師逮捕　鹿県警　診察せず診療報酬」

結局、山口医師は、麻薬及び向精神薬取締法違反容疑で麻薬取締部に二度逮捕されました。そして、ついに動いた鹿児島県警によって詐欺の疑いで逮捕されました。私が最初に鹿児島県警察本部に告発してから一年と二か月が経ち、ようやく警察が結果を出してくれました。

まさかの釈放

通常、長い時間をかけて捜査した末に警察が逮捕に踏み切った場合、ある程度検察とも話がつき、起訴できる目途がついたことを示しています。そのため、私も警察がついに逮捕に踏み切ったときは心底ほっとしました。ここまで来たら、あとは普通に起訴されて刑事裁判が開かれるものだと考えていました。ただ、若干引っかかっていたのは被害額の少なさでした。

というのは、てっきり警察は診療報酬不正請求の全容を把握し、逮捕に踏み切ったものだと思っていたからです。本来算定できないはずの通院・在宅精神療法をちゃんと確認したら被害総額は数百万円どころか千万円単位でもおかしくない話でした。しかし、逮捕容疑は私が告発した内容のみであり、被害額はたったの数万円でした。

もちろん被疑者が言い逃れできない案件のみについて立件するという警察の狙いはよくわかります。全体的にはもっと多くの金銭詐取の疑いがありながらも、逮捕容疑はごく一部に絞るというのは普通にあることだからです。とはいえ、その金額の少なさには一抹の不安を覚えました。

余談になりますが、二〇一九年四月一九日に起きた東池袋自動車暴走死傷事故がきっかけで、「上級国民」という言葉が口の端に上るようになっています。一般市民がやれば間違いなく逮捕されてしまうことでも、特権階級の人々は身柄拘束されないという説を象徴する言葉が上級国民というわけです。その説が正しいかどうかは不明ですが、妙に説得力はあります。生活保護費の不正受給は数万円でも詐欺罪で逮捕されてしまうのに、診療報酬の不正の場合、医師は数百万円騙し取っていても逮捕されないからです。

もうすでに別件で逮捕されているとはいえ、医師という「上級国民」が数万円程度の容疑で身柄拘束されるのはかなり異例なことです。あくまでそれをきっかけとして警察が再逮捕や追送検という手札を切っていくという手法も考えられるので、最終的にどのくらいの金額が不正として立件されるのか、そして無事起訴されるのかを見守るしかありませんでした。

二〇一八年三月一四日、衝撃的な情報が飛び込んできました。山口医師が処分保留で釈放されたということでした。これは不起訴が決定したというわけではないものの、事実上の不起訴宣言でした。少なくとも大幅にトーンダウンしたのは間違いありませんでした。もちろんAさんも被害者たちも衝撃を受けました。勇気を出し、多大な労力と時間をかけて捜査に協力してきたこともすべて無駄になるどころか、今後は釈放された山口医師からの報復を怖れて過ごさなければならなくなるからです。

しかし、私とAさんは敗戦ムードを払拭し、即座に行動を起こすことを決めました。われわれには確信がありました、これは地検レベルで決定されたものではないということに。そして、その決定に関わった人々には十分情報が伝わっていなかったはずだということに。そこで、われわれは福岡高等検察庁検事長宛ての上申書を作成し、Aさん夫妻、早川弁護士、私、元従業員らとともに高等検察に出向き、上申書を提出しました（上申書は、章末一〇二－一〇五頁参照）。

上申書提出後、福岡地方裁判所の記者クラブで記者会見を開き、Aさんと元従業員、早川弁護士、私の四名は、上申書を提出した理由やその背景にある山口医師による惨状について説明しました。

再勾留そして起訴へ

われわれの思いは届きました。二〇一八年三月二九日、ついに鹿児島地検は山口医師を再勾留し、同時に詐欺罪で起訴しました（起訴状の概要は、章末一〇六－一〇七頁参照）。

今から思えば、これは多くの人々の努力と思いの結晶でした。証言した被害者や遺族、元従業員らはもちろんのこと、捜査関係者も彼らの思いを汲み、最大限の配慮と努力をしてくれました。そして大きな役割を果たしたのは報道でした。南日本新聞は以下のような見出しで一連の記事を掲載しました。

二〇一八年三月一五日朝刊　「診療報酬詐取容疑で鹿地検　精神科医を処分保留」
二〇一八年三月二三日朝刊　「向精神薬不正　徹底捜査求め上申書　鹿県患者側が高検に」
二〇一八年三月三〇日朝刊　「向精神薬不正　精神科医を起訴　詐欺で鹿地検　再び勾留」
二〇一八年三月三一日朝刊　「立場悪用　患者裏切り　鹿児島・精神科医性的言動　米国では『不正行為』」

この三月三一日付の特集記事がとても素晴らしい内容でしたので、その一部を引用します。

> 立場悪用　患者裏切り　鹿児島・精神科医性的言動　米国では「不正行為」
>
> （前略）
>
> 精神科医は治療上、患者の生い立ちから日常生活、誰にも話せない悩みまで聞き出す。県内の専門医は「悪意を持てば、患者を思うがままにコントロールするのは簡単。判断力が鈍りうる向精神薬を使えば、さらに容易だろう」と言い切る。
>
> 米国では、精神医学会が「現在もしくは元患者との性的行為は非倫理的」と医療倫理ガイドラインに明記し、罰則を設けている。患者が各州政府内の「資格審査委員会」に申し立てると調査し、医師資格抹消を含む制裁を取るシステムもある。
>
> 立命館大学の村本邦子教授（臨床心理学）は、こうした背景について「患者の秘密を握る精

神科医と患者の間には、圧倒的な力関係があり、両者の性的関係に合意は存在しない。知識のある医師が患者に性的言動を続けるのは、性暴力と同じだ」と説明する。

◆◇◆

日本精神神経学会は「精神科医師の倫理綱領」で、「専門的技能および地位の乱用をしてはならず、精神を病む人びとからいかなる搾取も行ってはならない」とうたうが、罰則規定などはない。

医師の免許取り消しや業務停止などの行政処分は、厚生労働省が「医道審議会」に諮り決める。罰金以上の刑を受けるか、品位を損なう行為があれば処分対象になるが、「司法の場などで事実認定がされているかがポイント」と同省の担当者。諮問対象は原則、刑事事件で立件された医師であるのが現状だ。

「患者の権利オンブズマン東京」の幹事長で、医療事件を専門に扱う谷直樹弁護士（東京）は「患者が精神科医に特別な感情を抱くのは治療に伴う一種の副作用で、医師が無意識に反応することもある。油断、慢心すれば、全ての医師に起こり得る」と指摘する。

その上で、医師が患者と1対1で治療したり、医療機関以外で患者と会ったりするのを禁止するガイドラインの策定が有用と強調、「学会が実態を調べ、実効的なガイドラインを作るためには、埋もれている事例が複数明らかになり、問題が広く認識される必要がある」と話した。

（南日本新聞二〇一八年三月二一日付け朝刊）

明らかにされた詐欺の手口

起訴されてから初公判までしばらく時間がかかりました。初公判が開かれたのは二〇一八年七月二四日のことでした。それまでの間、山口医師は同年六月六日、七月二三日の二度追起訴されました（起訴状の概要は、章末一〇八−一一〇頁参照）。

一方で残念なこともありました。それは、最初の逮捕容疑であった麻薬及び向精神薬取締法違反については不起訴となったことでした。ただし、一般に広く誤解されているようですが、不起訴＝シロというわけではありません。不起訴には理由に応じて「嫌疑なし」「嫌疑不十分」「起訴猶予」の三種類に分類されます。この件では起訴猶予でした。起訴猶予を簡単に説明すると、クロであるが事情を考慮してその件では起訴しないということになります。私が残念というのは、同法違反の詳細が公判を通して世間に明らかにされることがなくなったということを指すのであり、決して山口医師がシロだったわけでも、罪を逃れたわけでもありません。

また、これは初公判以降に明らかになったことですが、山口医師は鹿児島県警によって医師法違反についても追送検され、同様に地検によって起訴猶予処分となっていました。麻薬取締部と県警の名誉にかけて言いますが、彼らの捜査がお粗末だったわけでも無駄だったわけでもありません。起訴猶予としたのはあくまでも地検の戦略上の判断です。麻薬及び向精神薬取締法違反や医師法違反よりも詐欺罪のほうが罪状は重いため、法廷では詐欺罪に限定して争うことにしたのでしょう。さらにはその中でも言い逃れ不可避である確実な件のみに絞ることで、「医師の裁量権」「専門家としての判断」といった逃げ道を塞いで仕留めるという地検の意図を私は理解しました。

もう一人の遺族

実は、無事に起訴および初公判へと進むことができた背景には、Aさんとは別にもう一人の遺族の存在がありました。二〇一六年八月に亡くなった女性従業員の母親でした。山口医師は女性従業員に向精神薬を出しつつ関係をもちました。山口医師の女性従業員に対するコントロールはだんだんと度を超えてゆき、他の従業員から見ても異常なほどのパワハラが続きました。女性従業員のことが気に食わなくなった山口医師による露骨な嫌がらせにより、女性従業員は出勤しても仕事ができないほど心身ともに追い詰められていき、最終的に自ら命を絶ちました。

女性従業員の母親は、女性従業員が亡くなる六日前に初めて山口医師と会っただけでした。女性従業員が帰省した際、やたらと山口医師のことを褒めたたえ、ほとんど崇拝していた様子が印象的だったと、のちに語っていました。その後、娘の様子が変わっていき、限界に近かったことを察知した母親は、実家に帰ってきてもよいと声をかけましたが、結局山口医師の呪縛を断ち切れなかった女性従業員はそのまま帰らぬ人となりました。

母親は、たくさんあったはずの娘の貯蓄が、亡くなったころにはほとんど底を突いていたことに若干の違和感を抱いたものの、娘の雇用主であり崇拝の対象でもあった山口医師に対する疑念を抱いていませんでした。ところが、母親はとある事実を知ることになります。亡くなる直前を除き一度も山口医師に会ったこともなく、一度もりんどう心のクリニックに行ったこともない母親が、なぜか同クリニックの患者となっており、カルテを作成されていたのです。しかも、記録上母親に対して出されていた向精神薬が、従業員であった娘の手に渡っていたのです。それこそが初公判で明らかにされた、山口医師の詐欺行為でした。

この母親が捜査に協力しなければ、山口医師は起訴されることもありませんでした。その母親を動かしたのは、同じ遺族という立場であったAさんだったのです。女性従業員の母親は、Aさんと同様、娘の死後ふさぎこんでいました。Aさんは、女性従業員の友人であった元従業員から、母親の裏カルテの存在を聞かされていました。また、山口医師が女性従業員をどのように扱っていたのかについても聞かされていました。そこで、Aさんはその母親に真実を伝えようと決意し、行動を起こしました。

二〇一七年三月二六日、女性従業員の母親の住所を調べたAさん夫妻は数時間かけて車で向かいました。途中Aさんは何度も葛藤しました。その母親にとっては迷惑な話かもしれない、知らないほうがよかったと非難されるかもしれない、今はただただそっとしてほしいと思っているかもしれない、いたずらにショックを与えてもっと母親を傷つけることになるかもしれない、この行動はエゴや自己満足にすぎないのかもしれない――。そんな複雑な思いを抱えながらAさんは母親の家の前に到着し、玄関の前に立ちました。

しかし、Aさんはインターホンを押すことがどうしてもできませんでした。そのまま車に乗って帰ることにしました。車をしばらく走らせる中、Aさんは突然運転していたご主人にもう一度引き返すように伝えました。結果はどうなろうと、ここで何もしなかったら確実に後悔すると思ったのです。何かがおかしいと心のどこかで気づきながらも行動を起こさなかったことによって、大切な娘を喪う結果となったことをAさんはずっと悔やんでいました。もうその過ちは繰り返さないと決意したことがAさんに勇気を与えました。

今から思い起こすと、山口医師をめぐる一連の摘発について、いくつも「ターニングポイント」となる瞬間がありました。このときのAさんの決断と行動こそが一つのターニングポイントとなりました。そして、それは女性従業員の母親にとっても人生のターニングポイントとなりました。真実を知った母親は、娘の死に向き合い、捜査に協力するなど行動を起こしながら、その哀しみから回復していきました。その結果が、手錠と腰縄をつけて入廷した山口医師の姿だったのです。

壮絶なセクハラとパワハラによる心身支配

女性従業員の母親の許可を得て、二〇一五年六月六日から始まった山口医師と彼女の生前の

LINEのやり取りをすべて拝見しました。それは想像を絶するセクハラとパワハラでした。理不尽な命令に無理やり従わされ、いざそれを実行したら今度はそれに対して執拗に責められるというやり取りが残っていました。混乱して当たり前としか言いようのない状況でした。

それでも彼女は崇拝していた山口医師の理不尽な要求に対し、反抗することなく応じつづけていきました。最後のほうのパワハラは壮絶で、「バカ女」「最低おんな」「安いオンナ」「バカなヤツ」と山口医師は彼女を散々罵倒していました。それに対し、「バカで最低な女だと思います」「自分が最低な人間だということがよくわかりました」「ほんとひどい人間だと思います」「生きててすみません」「私は必要ないです」「私は生きているだけで迷惑なんだというのがよくわかりました」と彼女はますます自分を責めるようになっていきました。

そのような中、体だけは求めてくる山口医師の対応に彼女もさすがに疑問を抱いたようで、二〇一六年七月一九日になって初めて山口医師を暗に批判するようなメッセージを送った形跡がありました。それに対し、山口医師は激高し、「情けない。お前の出した答えはそれか」「そのセリフを吐いたなら二度と顔を見せるな」「一番不愉快なセリフだ」「意味がわからないならお前最低に嫌なヤツになる」と図星をつかれたような過剰な反応を示していました。

業務上のふるまいを責められ、責められたときの態度をさらに責められ、否定に次ぐ否定でいよいよ追い詰められた女性従業員は、亡くなる二日前の八月一四日、山口医師に対してこのようなLINEを送りました。

「あのあと、もう生きててもしょうがないと思って、首を吊るか薬を大量に飲むか考えて途中までやりかけましたが、そこまでできる勇気もなく断念しました。

自分でこの感情をどう処理したらいいのかわからず、ただ家でずっと考えていました。りんどうに就職して一年以上経ち、同じくらいの年数働いている人も〇〇さんしかいなくて、やっと総務も入ったと思っても続かなくて…でもそれは私の態度が悪いから私のせいでみんな辞めていったようなものなんだと思います。なので、私が病院をダメにしているとつくづく感じるようになりました。

今の状況をなんとかしたいと思っていてもうまくいかないし、でも先生の患者さんに対する思いや方針にはついていきたいと思っています。先生が私のことを使えないと思っていることも充分わかっています。こんなに自分を否定され続けたことは今までで初めてですが、それだけ自分は甘い世界で生きてきたからだと思うので、否定されることには何も言えません。なのに、ふてくされた態度をとっていたことは本当に恥ずかしいことだったと思っています。」

LINEのやり取りを見るかぎり、彼女が死ぬことを具体的にほのめかせたのはこれが初めてのことでした。もう限界に達していました。しかし、それに対する山口医師の返答はさらなる否定でした。山口医師はそれまで、何度も彼女に対して「放り投げようかな。それか死ぬか」（二〇一五年一二月一六日)、「俺は死ぬ。嫌になった。気力がない」(二〇一五年一二月二〇日)、「僕が死ねば借金もなくなるし」(二〇一六年五月三日)、「ごめん死にたいです」(二〇一六年五月一六日)といった自殺をほのめかすメッセージを送っていました。他にも複数の女性に同様のメッセージを大量に送っていることが判明しているので、山口医師の「死にたい」という言葉は単に同情を買うことや批判をかわすことを目的とした、まったく死ぬ気のない「死ぬ死ぬ詐欺」であることは明白です。そんな山口医師には、本当に追い詰められた人間の気持ちを汲み取ることなどできなかったのでしょう。

その翌日も山口医師から次々と否定の言葉を畳みかけられ、彼女はもう生きる気力もなくしてしまいました。そして八月一六日に自ら命を絶ちました。

八月一四日の彼女のメッセージが多くを語っていました。彼女は、クリニック内の人間関係にトラブルを抱えていました。また、満足に業務をすることもできなくなったことについて誰よりも悩み、苦しんでいたのは彼女自身でした。実は、そうなったのには理由がありました。

同僚であった元従業員によると、その女性従業員は山口医師に薬を処方されるようになってから性格が攻撃的になり、従業員間でもトラブルを起こすようになったようです。また、他の従業員の目の前でも山口医師が公然と彼女を叱責、罵倒するようになってから、ますます彼女は業務が手につかなくなっていったようです。彼女から山口医師に送ったLINEには、薬の影響が性格や行動に異変を起こしていたことを示すメッセージが残っていました。

「私前よりも攻撃的になってますか?」「薬のせいですか?」「些細なことでイライラしやすくなってる気はします。先生の言っていることも前だったらもっと素直に聞けていた気がするのに…薬減らした方がいいですか?」(二〇一五年一二月二三日)
「先生…アクアのサイドミラーぶつけてしまいました」「朝レキソタン飲んだせいかすごく眠気があって、ぶつけた時は記憶なかったです…」(二〇一六年二月一九日)
「ミンザイ飲んだけれど、眠れませんでした」(二〇一六年八月二日)
「眠剤飲んで五時まで眠れたんですが頭痛がひどいです」(二〇一六年八月一一日)

また、LINEのやり取りで非常に多かったのは、山口医師による他の従業員に対する悪口でした。○○は最低だ、××はクビにする、△△はこんなことをした、などと徹底的に悪口が女性従業員に吹き込まれていました。後述しますが、これこそが山口医師の支配の手法の基礎をなすものでした。従業員間で対立やトラブルが起きるのは必然でした。

能力と自信を奪われ、孤立させられ、山口医師への依存を高めていった彼女が、崇拝する山口医師から突き放され、罵倒され、否定され、役立たずと思い込まされるようになればどんな結末になるのか容易に理解できるはずです。少なくとも山口医師はまったく同じ手法でもう一人の女性を死に追いやったことを理解しているはずでした。それを本当に反省していたら、決してこのような悲劇は起きなかったはずです。

重要なのは、彼女と山口医師は従業員と雇用主という関係だけではなく、患者と主治医という関係でもあったことです。もっとも、公判で明らかになったように、本人ではなく母親名義のカルテがつくられ、母親の保険証が使われ、母親に処方された薬が本人に手渡されていたという違法な形態でした。形態は違法であっても本人を患者として診察したことを山口医師は認めている以上、患者と主治医の原則は当てはまります。つまり、患者と性的関係をもったあげく、患者の精神症状を悪化させる以外の何物でもない壮絶なパワハラをしていたということです。

これは医師としての資質に欠ける、職業倫理に反する行為そのものです。殺人に等しい行為とも思えますが、それでもパワハラやセクハラそのものを刑事罰に問うことはできませんでした。そのため、虚偽のカルテを作成して診療報酬を詐取したという詐欺罪に問うことしかできなかったのです。

女性従業員の母親は、一体何があったのかと山口医師に説明を求める手紙を送りました。四十九日を過ぎても何の音沙汰もなく、ようやく山口医師から送られてきた手紙は、形式上のお悔やみと謝罪に加え、労災の手続きを始めるので顧問の社会保険労務士に連絡してくださいという、対応を丸投げする内容でした。母親は社労士に言われるままに労災申請した結果、二〇一八年二月に労災が認定されました。

結局、これもいつもの手口でした。核心的問題には決して触れず、枝葉にすぎない表面的な問題についてのみ謝罪し、誠意ある対応をするように見せかけてその場を切り抜けるやり方です。しかしこれは逆効果でした。かえって母親の怒りと不信感は募り、捜査協力へと結びついたのでした。

情報提供資料１

平成 29 年 8 月 10 日

鹿児島県[redacted]市[redacted]

連絡先[redacted]

[redacted]

情報提供

りんどう心のクリニックでの事象例

（在職期間　2015/[redacted]/[redacted]～2016/[redacted]/[redacted]）

入職したスタッフ全員に LINE ID 交換強要し、勤務時間の内外問わず届いた。

「疲れた」「辞めたい」「もう限界」「旦那と別れろ」「やる気出ない」

「ナース服のスカート丈を短くしろ」「ソックス禁止！ ストッキング履け」等。

昼夜問わず全員に、200 通/day 届く。独身者、シングルマザーへの頻度激しい。

患者からも「先生は携帯ばっかりいじって上の空でしたよ」とよく言われた。

診察中は患者と医師のみ、他スタッフは入室させない。

2 時間近いので覗いてみると診察室から患者と消えていた。ドライブしていたと言い訳し、なぜか帰って来た患者医師共に大汗をかいていた。（10 代高校生も含む）

院長が借りていたアパートへ連れ込まれた患者もいた。
（本人より聞き取り済。部屋の掃除との名目で、最後は性的満足行為の強要）

クリニックに出勤してるにも関わらず今日は患者を診る気分ではないと言い、奥のベッドで眠りこける。患者には「急な往診が入ったと言え」と。

「先生のいびき聞こえてますよね」と多数の患者に言われたが苦笑いするしかなかった。全くの無診察でも、精神療法を取るように言われカルテにスタンプを押さざるを得なかった。反発した職員は解雇もしくは、こんなやり方は違法だと、自身の免許が危うくなると言って退職した。（一年で 30 名弱）

第一種向精神薬すら同じやり方で処方され、私達がカルテに貼った付箋を見ながら本人

情報提供資料２

がカルテ偽造に精を出していた。
診察中に、自分が服用するための薬を持ってこいと言う（ほぼ抗不安薬や抗うつ薬）
　　患者の前で平然と飲んでいたと。（複数患者より聞き取り済）
診察中うとうとすることが多い。退室してきた患者から「先生は私の話聞かないで寝てましたよ」と。

熱帯魚を大量に購入していたが（大阪の業者からほぼ毎週）その世話はスタッフ任せ（勤務後無報酬）で、魚が死ぬと不機嫌になった。「一匹いくらすると思ってるんだ！」等。


若い女性患者への投薬は、症状の如何に関わらず最大量が処方されていた。

「あの患者は、二週間したら身体動かなくなるよ、仕事辞めるよ」

「あいつは一ヶ月経った頃には自殺しかねないから用心しろ」

そしてその予想通りの展開になり不安になって来院した患者へ症状が好転する最大限の投薬。

患者は「調子が悪くなっても先生の言う事を聞いて薬を飲めば良くなるんだという暗示にかけられている様だった。


薬剤情報書の副作用欄の、マイナスイメージになる内容は削除するよう指示された

朝、出勤して診察一覧表から男性患者は診ないと×印をつける。

医師不在でも前回と同一処方で薬を渡し、精神療法を取る事は当たり前。


訪問看護回数は症状の如何を無視してほぼ1人につき週3回。

訪問スタッフに与えられるノルマは、一日30件。

滞在時間30分以内でも違法に点数を加算するよう指示された。


職員に対して勉強会と称し、自分のアパートに飲食物を買って来いと指示。

　（領収書を持参するも、代金はいつも職員持ち）

　弁当代等10万近く返してもらえなかった職員がいる。「寸借詐欺」のあだ名有。


勉強会は院長からの一方的な話で、内容はそこに不在のスタッフの悪口とエロ話。

「睡眠薬を水に入れても色が変わらなければいいのにねぇ」

「隣の部屋にベッドがあるから3Pしない？」

押し倒され身体を触られた職員もいる。


あるスタッフに対して「几帳面が度を超え強迫性障害だ」と断言し向精神薬の服用を強

情報提供資料３

要。彼女は、2016/8/16　自殺しました。
その後１ヶ月半、院長不在のままりんどうクリニックでは訪問看護と無診察投薬が行われ続けました。
院長は、９月後半になって登院し溜まったカルテの偽造に精を出していた。

県内随所の他診療所・病院にて、「山口医師から被害を受けた」という患者が通院中です。徹底的な調査を切望します。

以下、被害者受入先情報

鹿児島市内　[redacted]クリニック・[redacted]クリニック・[redacted]クリニック

鹿屋市内　[redacted]・[redacted]院・[redacted]病院

以上

平成29年3月8日

鹿屋保健所地域保健福祉課指導監査係
鹿児島県保健医療福祉課医務係　御中

市民の人権擁護の会日本支部
代表世話役　米 田 倫 康
東京都新宿区西新宿7-22-31-711
Tel03-4578-7581 Fax03-4330-1644
E-mail : info@cchrjapan.org

要望書

りんどう心のクリニックの違法行為に関する調査及び刑事告発を

前略

市民の命と健康を守るため、日々ご尽力いただいていることに心より感謝いたします。昨日も鹿屋保健所において、山口龍郎医師（りんどう心のクリニック及び城西こもれび心療クリニック院長）の不適切な行為によって被害を受けたとされる患者、遺族、その弁護士の訴えに対応していただいたと聞いております。迅速な対応に御礼申し上げます。

当会は今までにも多くの精神科クリニックの摘発に関わってきました。刑事事件として発展したものもありますが、多くのケースで最初に重要なステップとなったのは保健所の対応です。保健所が医療の中身にまで踏み込めないことは重々承知しております。また、捜査権がないことから、立ち入り検査や指導でできることが限られていることも理解しています。それでも摘発において保健所が重要な役割を果たしてきたのは事実です。

参考までに、かつて当会が摘発に関わってきた精神科クリニックについて、摘発に至った概要や顛末を別紙〔101頁参照〕に示します。他の自治体であっても前例があれば動きやすいことと存じます。ほぼ全ての事例が参考になると思われます。

例えば、〇〇クリニックでは、やはり医師の処方権がネックとなりました。不適切なリタリン処方によって多くの健康被害を出していたのですが、医師の判断の下処方したという主張に対して保健所は二の足を踏んでいました。そこで、当会はもっと多くの被害の声を保健所に届くようにしました。予想以上に被害が広がっており、多くの苦情が保健所に届けられました。その結果、やはり市民の命と健康を守ることが最優先だと判断した保健所は、医療法を最大限に解釈し、医師の処方権にまで踏み込んで立ち入り検査しました。そして保健所の告発を受けた警察が医師法違反容疑（無資格医業）で家宅捜索し、院長は書類送検されました。

りんどう心のクリニックも同じことが言えます。保健所として一番やりやすいポイントは、医師が不在でも診療所が開いており、医師の資格のない従業員が無診察で向精神薬を出していたことと思われます。

おそらく、保健所が確認したとしても、山口医師は電話で指示していた等と釈明することでしょう。しかし、こちらの強みは元従業員と患者双方の証言が取れるということです。ご存知の通り、不当に解雇された等と恨みを持った元従業員が一方的な情報提供を保健所にしてくるケースは多々あります。しかし、患者も同様の証言をするとなると信憑性が増します。向精神薬を送られてきたことを示す伝票などの物証もあります。カルテには電話診察をした旨やその要点が書かれていないといけません。少なくとも保険診療の通院・在宅精神療法を算定することはできません。立ち入りの際にカルテの突合ができれば矛盾点も見えてきます。

また、患者に対する不適切な性的関係は、単なる男女問題に矮小化できる話ではありません。精神科医という立場を利用し、精神的に弱っている女性患者に手を出しているからです。それによって不安定にさせられ病状が悪化させられているのであれば、もはやそれは健康被害です。そして、このような他人には話したくないことを告白するために勇気を振り絞った女性の立場をご配慮下さい。その思いを無下にしないで下さい。恨みよりも、これ以上被害を出したくないという一心で大変な思いをして情報を伝えているのです。

現在、我々のみならず、被害を知る近隣の医療関係者も心を痛め、何とかできないものかと苦悩しています。実際に被害を受けた方が相談や受診に訪れているからです。ここで是非保健所の本来の目的に立ち返っていただきたいと思います。「難しい」「前例がない」などと考えあぐねるのではなく、どのようにしたら市民の命と健康を守れるのかという視点から、できることを進めていただくことを期待しています。つきましては、以下を要望いたします。

記

一、当会が平成29年3月1日付で鹿屋保健所にお送りした「情報提供」を基に、関係者から情報を十分に聞いた上で、りんどう心のクリニックに医療法に基づく立ち入り検査を行い、違法・不適切な行為について事実確認すること。

二、当会の主張通り、医師法違反等の犯罪と思われる状況を確認した場合、刑事訴訟法第239条第2項に従い、速やかに警察にその事実を刑事告発すること。

以上

保健所への要望書３

過去の事例（書籍掲載にあたり一部固有名詞を修正しています）

○○クリニック：2006 年頃から被害の声が当会に寄せられるようになったので、被害者の声をどんどん新宿区保健所に集めるようにした。2007 年 9 月 18 日、東京都医療安全課および新宿区保健所が、医療法違反（不適切な医療の提供）の疑いで立ち入り検査。2007 年 11 月 16 日、保健所からの告発を受けた警察が家宅捜索。2008 年 6 月 5 日、院長は書類送検され、その後有罪が確定した。マスコミと行政がタイアップする形で大きく報道された。

○○クリニック：2006 年頃から被害の声が当会に寄せられていた。個別指導に来た社会保険事務局が、院長が入院中で不在であるのに開院しており、患者に薬が処方されていた実態を確認した。2007 年 9 月 21 日に立ち入りした江戸川区保健所が警察に告発した結果、同年 10 月 31 日、医師法違反容疑で院長が逮捕される。2008 年 2 月 4 日、東京地裁で有罪判決が下され刑が確定。その後、当会と被害者の告発によって診療報酬の不正受給も確認され、2013 年 2 月 28 日に関東信越厚生局は院長の保険医登録も取り消しした。

○○心療内科：2008 年、内部告発者と私が○○社会保険事務局（当時）と○○県、○○保健所に告発。2012 年 3 月 1 日に保険医療機関指定取り消し処分。院長は処分取り消し求めて国を提訴したが全面棄却。

クリニック○○：2008 年、内部告発者と私が○○厚生局、○○県に告発。○○厚生局麻薬取締部が家宅捜索を行い、2009 年 4 月、院長や薬剤師を麻薬取締法違反で書類送検。その後、県も施設を立ち入り検査するなどし、○○厚生局が詐欺罪で○○地検に告発し、立件まで間近となったところで院長が自殺。

クリニック○○：2008 年、内部告発者と私が○○県、○○厚生局○○事務所に告発。厚生局が一度個別指導したが、徹夜のカルテの改ざんで切り抜けられたため、自立支援医療機関指定を担当する○○県に不正の調査をさせ、2013 年 4 月に指定取り消し処分を行わせた。その後、複数の自治体から告発を受けた警察が同年 10 月に家宅捜索し、2014 年 10 月に院長を詐欺罪で逮捕した。一審、二審で実刑判決が下された。

○○医院：2013 年、院長による強制わいせつや薬の違法処方の被害を受けた女性からの相談を受けた当会が、無診察で向精神薬を宅配していた実態をつかみ、○○厚生局麻薬取締部に通報した。それを受けて調査を続けてきた麻薬取締部は 2014 年に 2 回家宅捜索を行い、2016 年 6 月 2 日に麻薬取締法違反で院長を書類送検した。

上申書1

平成30年3月22日

福岡高等検察庁
検事長　榊原一夫　様

鹿児島県○○
A
弁護士　早川雅子

上申書

山口龍郎容疑者に厳罰を

今年1月23日に麻薬及び向精神薬取締法違反で逮捕され、その後2月1日に同違反で再逮捕、2月21日に詐欺の疑いで再逮捕され、送検されていた鹿児島市の精神科医山口龍郎容疑者が、3月14日に鹿児島地検によって処分保留で釈放された件について上申致します。

山口容疑者が釈放されたのは晴天の霹靂であり、遺族である我々にとっては耐え難い絶望に突き落とされる出来事でした。逮捕・送検に至るまでの全ての関係者（九州厚生局麻薬取締部、鹿児島県警、鹿児島地検、捜査に協力した被害者や遺族ら）らが、多大なる時間、労力を使い、一丸となって取り組んできたことが全て否定されてしまった思いでした。

しかし、絶望しているわけにはいきませんでした。山口容疑者による性的被害に遭われた方々が、釈放されたというニュースを聞き、私たち以上の絶望と不安、報復の恐怖に苦しめられているからです。次々と私たちにそのような声が寄せられたことで、もう一度立ち上がる必要があると決意し、行動を起こした次第です。

この度、鹿児島から遠路はるばる高検まで足を運んだのは、本件の背景、特殊性が高検及びその上層部に十分に理解されていないのではないかと判断したからです。これまでも全てそうでした。被害を受けた人々は無数にいました。被害者や実態を知る従業員が警察や行政機関に相談しましたが、その声が真摯に受け止められることはなく、山口容疑者や運営するクリニックに対する適切な指導もなく、誰も山口容疑者の暴走を止めることはできませんでした。この状況を変えたのは、唯一、正式に声を上げて関係者に理解をもたらせることのみでした。

実際に、保健所、鹿児島県、九州厚生局、鹿児島県警、厚生労働省に対して声を上げたことで、立ち入り検査や家宅捜索、逮捕にまで結び付くことができました。要望を担当者に伝えた後に鹿児島県政記者クラブや厚生労働記者会でも記者会見をしました。しかし、裏を返すとそこまでしなければ関係機関が動かなかったということなのです。

本件の本質的な問題は、精神科医という特殊な立場を悪用した患者への虐待・搾取にあります。その手口は非常に巧妙で悪質であり、現行の刑法では裁きにくい特殊な性質を持っています。詐欺や向精神薬の違法譲渡などは、その副次的な結果に過ぎません。

全ての始まりは次女の死からでした。娘の携帯には主治医であった山口容疑者とのやり取りが遺されていました。膨大なメールの記録からは、山口容疑者に性的に弄ばれ、不安定になって自死に至る娘の様子がはっきりと浮かび上がってきました。卑猥で低俗な内容に加え、既婚者であることを隠して関係を持った挙句、その事実を知って不安定になった娘を突き放し、向精神薬の処方を嫌がらせで制限するなど、医師としての資質、倫理観を大きく逸脱した驚愕の内容でした。

我々遺族はこの証拠を基に山口容疑者に抗議しました。山口容疑者は事実をある程度認めたものの、現行法では刑事的な責任を問えないという事実に直面し、我々は絶望感に苛まれました。ただ、一人の患者を死に追いやった事実を本人に突きつけることができたので、もうこれ以上の過ちは繰り返さないだろうという気持ちでしばらく静観していました。

ところが、その淡い期待は最悪の形で裏切られました。娘と同様の手口で性的に弄ばれたり、わいせつ被害に遭ったりした女性が他にも多数（少なくとも 10 人以上）存在することが発覚しました。被害者らの証言やメール、LINE の記録によって山口容疑者が同じ手口で女性患者らに性的関係を迫っていた実態も明らかになりました。残念なことに、一昨年夏、娘と同じく山口容疑者に性的に弄ばれた挙句突き放され、不安定になって自ら命を絶った女性の存在も知りました。結局、山口容疑者は娘の死後も何ら責任を感じることなく同様の手口で複数の女性患者らを性的に弄んだ挙句、また一人貴重な命を奪ったのでした。

精神科医という立場、向精神薬、心理学的テクニックを悪用すれば、（脱法的に）患者と性的関係を結ぶことは非常に容易です。悪用すればいくらでも搾取ができるという危険性を認識しているからこそ、日本最大の精神医学会である日本精神神経学会は「精神科医師の倫理綱領」を設定し、「7.【乱用と搾取の禁止】精神科医師は、専門的技能および地位の乱用を行ってはならず、精神を病む人びとからのいかなる搾取も行ってはならない。」と掲げています。

山口容疑者は、決まって同じ手口で女性患者らにアプローチしており、知識と立場を悪用していたことがうかがえます。不自然に強い向精神薬を処方され、指示通り飲むと体が動かなくなって意識も朦朧とするようになり、その上で診察中のみならずメールや LINE で四六時中催眠術的な性的アプローチをされることで、いつの間にか

上申書３

性的関係を持ってしまうというのが、複数の被害者から聞いた共通の手口でした。関係が切れ、薬を飲まなくなったら、なぜ自分はあんなことをしたのかさっぱりわからないと思うようになった、というのも被害者に共通したことでした。

ただ、これでは形式上同意があったことになるため、現行の刑法で罪を問うことは非常に困難でした。しかし、だからと言ってそのまま放置しておくと、次々と新たな犠牲者が生まれ、さらに命が失われることは明白でした。そこで、山口容疑者の暴走を止めるために別の手段で取り組む必要がありました。弁護士や人権団体の力を借り、我々遺族や被害者らを結束させ、カルテやレセプトを取り寄せるなど独自に調査した結果、いくつもの不正行為が浮かび上がってきました。医師法違反、麻薬及び向精神薬取締法違反、診療報酬の不正請求など、信じ難い不正の実態を示す証拠が見つかりました。複数の元従業員らから話を聞くこともでき、無診察処方やそれに伴う不正請求が常態化していたことも確認しました。

悲しむべきことは、明らかに医師としての資質に欠け、患者の状態を悪化させ、違法行為を常態化させている精神科医の暴走を止める人が誰もいなかったという事実です。どこの機関も動かなかったために、捜査権も指導の権限も持たない我々市民が、揺るぎない物証を集め、関係機関に働きかけなければならなかったのです。

九州厚生局麻薬取締部、鹿児島県警、鹿児島地検の皆様には、この告発に至るまでの我々の多大な努力や思いを十分に理解し、それを汲んで最大限頑張っていただいていたと我々は理解しております。だからこそ、彼らの努力や思いを無駄にしないためにも、高検の関係者にも私の言葉を伝える必要がある思い、この上申書を提出した次第です。

福岡高検のホームページ上の検事長挨拶には「私ども検察の使命は、日々生起する事件について、適正な捜査・公判活動を実施し、事案の真相を解明して、これに見合った国民の良識にかなう相応の処分、相当の科刑を実現することを通じて市民生活の安全・安心を確保し、社会経済の基盤である法秩序を維持することにあります。」と書かれております。法秩序を乱すたった一人の精神科医によって、何十人もの（家族や関係者を含めると何百人もの）市民生活が脅かされてきました。逮捕によって彼らが安全・安心を取り戻したのも束の間、釈放という一報を受けて再び不安と恐怖に苛まれています。

万が一不起訴処分になると、山口容疑者は自分の正しさが証明されたと勘違いさせることになり、さらに同じ犯罪あるいは脱法行為を繰り返し、被害を拡大させることになるのは明白です。また、処分保留となっている事案も決して軽視できるものではありません。特に、最近は医療関係者が向精神薬の横流しに関係して摘発される事例が目立っており、業界全体の信用にも関わることです。今こそ検察の使命を果たして

上申書４

いただきたいと心より願います。

　つきましては、以下を要望する次第です。何とぞよろしくお願いします。

記

処分保留として釈放した山口龍郎容疑者に対して、徹底的な捜査で事案の真相を解明し、再び身柄拘束した上で起訴し、厳罰が下されるように最大限努力すること

以上

3/29 起訴状概要1（公判で読み上げられた情報を基にしたイメージ）

平成30年3月29日

本籍　××××

住所　××××

職業　医師

山口龍郎

昭和４７年８月５日生まれ

被告人は、保険医療機関である城西こもれび心療クリニック及びりんどう心のクリニックの経営者兼医者として、その業務全般を統括していたものであるが、診療報酬の名目で保険者から現金をだまし取ろうと考え、

第一、平成26年8月8日頃および9月8日頃の2回にわたり、城西こもれび心療クリニックにおいて、同クリニック従業員をして、社会保険診療報酬支払基金鹿児島支部に対し、真実は、Aに診療した事実がないのに、同人に診療報酬明細書内容欄記載のとおり診療した旨の内容虚偽の診療報酬明細書のデータを送信させるなどして診療報酬の支払いを請求し、同支払基金鹿児島支部及び保険者である全国健康保険協会鹿児島支部の各職員らに記載のとおりAに診療がなされたものとそれぞれ誤信させて診療報酬の支払いを決定させ、よって、同年9月22日及び同年10月21日の2回にわたり、同協会から同支払基金を介して、城西こもれび心療クリニック名義の普通預金口座に合計3万9396円を入金させ

第二、平成27年10月8日頃及び同年11月9日頃の2回にわたり、りんどう心のクリニックにおいて、同クリニック従業員をして、社会保険診療報酬支払基金鹿児島支部に対し、真実は、B及びCに診療をした事実がないのに、両名に診療報酬明細書内容欄記載のとおり診療をした旨の内容虚偽の診療報酬明細書のデータを送信させるなどして診療報酬の支払いを請求し、同支払基金鹿児島支部及び保険者である全国健康保険協会鹿児島支部の各職員らに診療報酬明細書内容欄記載のとおりB及びCに診療がなされたものとそれぞれ誤信させて診療報酬の支払いを決定させ、同年11月20日及び同年12月22日の2回にわたり、同協会から同支払基金を介して、りんどう心のクリニック名義の普通預金口座に合計5万932円を入金させ

3/29 起訴状概要2

第三、同年12月10日頃から平成28年9月8日頃までの間、10回にわたり、りんどう心のクリニックにおいて、同クリニック従業員をして、社会保険診療報酬支払基金鹿児島支部に対し、真実は、Bに診療をした事実がないのに、同人に診療報酬明細書内容欄記載のとおり診療をした旨の内容虚偽の診療報酬明細書のデータを送信させるなどして診療報酬の支払いを請求し、同支払基金鹿児島支部及び全国健康保険協会鹿児島支部の各職員らに診療報酬明細書内容欄記載のとおりBに診療がなされたものとそれぞれ誤信させて診療報酬の支払いを決定させ、よって、同年1月21日から同年10月21日までの間、10回にわたり、同協会から同支払基金を介して、被告人名義の普通預金口座に合計22万5148円を入金させ

もってそれぞれ人を欺いて財物を交付させたものである。

罪名及び罰条
詐欺　刑法２４６条１項

※平成30年7月23日に訴因変更請求書が提出され、当初の起訴状から若干変更されている。

6/6 起訴状概要（公判で読み上げられた情報を基にしたイメージ）

平成30年6月6日

本籍　××××
住所　××××
職業　医師
山口龍郎
昭和４７年８月５日生まれ

被告人は、保健医療機関である城西こもれびクリニックの経営者兼医師として、その業務全般を統括していたものであるが、診療報酬の名目で保険者から現金をだまし取ろうと考え、平成27年6月10日ごろから同年9月8日ごろまでの間、4回にわたり、城西こもれび心療クリニックにおいて、同クリニック従業員をして、社会保険診療報酬支払基金鹿児島支部に対し、真実は、Ｄに診療をした事実がないのに、同人に診療報酬明細書内容欄記載のとおり診療をした旨の内容虚偽の診療報酬明細書のデータを送信させるなどして診療報酬の支払いを請求し、同支払基金鹿児島支部及び全国健康保険協会鹿児島支部の各職員らに診療報酬明細書記載のとおりＤに診療がなされたものとそれぞれ誤信させて診療報酬の支払いを決定させ、よって、平成27年7月22日から同年10月21日までの間、4回にわたり、同協会から同支払基金を介して、城西こもれび心療クリニック名義の普通預金口座に合計2万7342円を入金させ、もって人を欺いて財物を交付させたものである。

罪名及び罰条
詐欺　刑法２４６条１項

7/23 起訴状概要1（公判で読み上げられた情報を基にしたイメージ）

平成30年7月23日

本籍　××××
住所　××××
職業　医師
山口龍郎
昭和４７年８月５日生まれ

被告人は、保険医療機関であるりんどう心のクリニックの経営者兼医師として、その業務全般を統括していたものであるが、診療報酬等の名目で保険者等から現金をだまし取ろうと考え

第一、平成27年5月11日ごろから同年7月10日頃までの間、3回にわたり、りんどう心のクリニックにおいて、同クリニック従業員をして、鹿児島県国民健康保険団体連合会に対し、真実は、Ｅに診療した事実がないのに、同人に診療報酬明細書内容欄記載のとおり診療した旨の内容虚偽の診療報酬明細書のデータを送信させるなどして診療報酬の支払いを請求し、同連合会及び保険者である垂水市の各職員らに、診療報酬明細書内容欄記載のとおりＥに診療がなされたものとそれぞれ誤信させて診療報酬及び指定公費負担医療費の支払いを決定させ、よって、同年6月22日から同年8月20日までの間、3回にわたり、同市から同連合会を介して、また、同連合会から、りんどう心のクリニック名義の普通預金口座に合計6万6816円を入金させ

第二、同年6月10日頃から同年9月9日頃までの間、4回にわたり、りんどう心のクリニックにおいて、同クリニック従業員をして、社会保険診療報酬支払基金鹿児島支部に対し、真実は、Ｃに診療をした事実がないのに、同人に診療報酬明細書内容欄記載のとおり診療した旨の内容虚偽の診療報酬明細書のデータを送信させるなどして診療報酬の支払いを請求し、同支払基金鹿児島支部及び全国健康保険協会鹿児島支部の各職員らに診療報酬明細書内容記載欄のとおりＣに診療がなされたものとそれぞれ誤信させて診療報酬の支払いを決定させ、よって、同年7月22日から同年10月21日までの間、4回にわたり、同協会から同支払基金を介して、りんどう心のクリニック名義の普通預金口座に合計1万3573円を入金させ

7/23 起訴状概要２

第三、平成28年2月10日頃から平成29年4月10日頃までの間、13回にわたり、りんどう心のクリニックにおいて、同クリニック従業員をして、鹿児島県国民健康保険団体連合会に対し、真実は、Cに診療した事実がないのに、同人に診療報酬明細書内容欄記載のとおり診療をした旨の内容虚偽の診療報酬明細書のデータを送信させるなどして診療報酬の支払いを請求し、同連合会及び保険者である鹿屋市の各職員らに診療報酬明細内容欄記載のとおりCに診療がなされたものとそれぞれ誤信させて診療報酬の支払いを決定させ、よって、平成28年3月22日から平成29年5月22日までの間、13回にわたり、同市から同連合会を介して、被告人名義の普通預金口座に合計8万269円を入金させ

もってそれぞれ人を欺いて財物を交付させたものである。

罪名及び罪条
詐欺　刑法第２４６条第１項

第2章

法も常識も通用しない精神科医

罪を認められない精神科医

浮かび上がってきたのは、他人の保険証を使い、虚偽のカルテをつくり上げ、診療報酬を不正に取得するという共通の手口でした。詳細を分類すると以下のようになります。

・一度も診察したことのない患者家族を診察したように装っていた（起訴状A氏〈一〇六頁参照〉が該当）
・一度も診察したことのない従業員家族を診察したように装い、従業員に投薬していた（起訴状B氏〈一〇六・一〇七頁参照〉、D氏〈一〇八頁参照〉、E氏〈一〇九頁参照〉が該当）
・一度も診察したことのない従業員家族を診察したように装い、家族に投薬していた（起訴状C氏〈一〇六・一〇九・一一〇頁参照〉が該当）

さて、初公判では三人分延べ一八回の架空診療によって合計約三四万円の診療報酬を騙し取った疑いについて、山口医師の罪状認否が行われました（三月二九日起訴分と六月六日追起訴分）。私は実際に初公判を傍聴するために鹿児島地裁に向かい、山口医師およびその弁護人たちがどんな戦略でくるのか確かめました。山口医師は保険医としてはもちろん、医師としても絶対に言い逃れできない状況だったからです。それでも罪を認めずに正当化するのか、それとも罪を認めて謝罪・反省の態度を示すのかが重要なポイントでした。

山口医師は前者を選びました。私は密かに喜びました。それは彼にとって悪手であり、われわれにとっては好都合でした。もしも山口医師が後者の戦略に出ていたなら、裁判は長引くことなくあっさりと結審し、裁判官の心証もよくなり情状酌量されたことでしょう。有罪は避けられなかったとしてもダメージを最小限に食い止めることで現場への早期復帰も十分ありえることでした。それどころか、最初からそういう態度で対処していれば、家宅捜索も逮捕も起訴も免れていたかもしれませんでした。

山口医師が見苦しく言い訳すればするほど、社会的な信用は下がり、裁判官の心証も悪くなることは自明でした。それでもその道を選択したということは、単にそのリスクを理解できなかったのか、まだ言い逃れできると考えていたのか、あるいはそれ以前の問題として、そもそも悪いことをした自覚すらなかったのか、でしょう。実際のところはそのすべてだったと思われます。ただし、ものすごく優秀な弁護士がつき、われわれも想像できない完璧な言い逃れの方法を見つけ出し、そこに活路を見出していた可能性もないわけではありませんでした。実際、山口医師には三人も弁護士がつき、そのうち一人はわざわざ東京から駆けつけていたのです。屈強な弁護団が山口医師を守っているかのようにも見えました、最初のうちは。

しかし、やはり山口医師側の言い分には無理がありました。事実関係は認めるが犯罪ではないと主張してきたのです。確かに他人の保険証を使い、しかもその人を診察したように記録を残したが、それには患者を考慮した理由があり、実際に医療行為自体は発生していたのだから金を騙し取ったわけでもなく詐欺ではないという主張でした。もちろん何と主張しようが被告人の自由ですが、そのために通常一、二回で結審するような事件が長引くことになりました。

次々と明らかになる実態

第二回目の公判は二〇一八年八月八日に開かれました。七月二三日分の追起訴分についての罪状認否であり、これも初公判同様の展開でした。第三回目の公判は九月一〇日に開催されました。ここから証人尋問が始まりました。お盆明けに被告の保釈が認められていたため、第三回目の公判から山口医師は通常の入り口からの入廷となりました。

証人として法廷に立ったのは、Aさんのご主人であるA氏でした。検察側、弁護側、裁判官からそれぞれ質問され、それに対して証人が答える形式で進められました。本件は詐欺事件であり、法廷で争われるのはあくまでも診療報酬を詐取した件についてのみであり、その背景にあった本質的な問題に踏み込むものではないということについて、A氏は痛いほど理解していました。

本当であれば、精神科主治医という立場を悪用し、娘を食い物にしたあげく命を奪った山口医師の責任を、検察とともに徹底的に追及し、法廷で心置きなく証言したかったことでしょう。すべての傍聴者やマスコミ、裁判官に対して事実を伝えたかったことでしょう。それが叶わないことを理解していたA氏は、その悔しさを抱えながら法廷に立ったと、のちほど語ってくれました。
ところが、思わぬ形でA氏が法廷で娘さんの死や山口医師のわいせつ行為について言及することができました。弁護側がなぜカルテの開示請求をしてきたのかとわざわざ質問してくれたのです。
以下、そのやり取りです。

弁護士「カルテ開示請求をしたのはどうしてですか？」
A氏「（二〇一四年）一二月に娘が自殺したとき、娘の日記が出てきたからです。他人の助言を受けました。市民の人権擁護の会の米田さんです。日記とメールの内容から山口医師とのわいせつな関係がわかりました。（二〇一五年）一月に山口医師と面談したら、山口医師は娘とだけだと答えました」
弁護士「あなたのカルテ開示はなぜですか？」
A氏「わいせつもですが、他のわいせつ被害者もいた中で、他の悪いことをしていたはずとのことで調べました。自分が診察に行っていないのに薬は違法ということで開示しました」

弁護側としては、わざわざカルテを開示するという行動の不自然さを強調することで、証人の信用を貶めるような狙いだったのかもしれません。それは逆に、カルテ開示に至った動機の正当性を示すことになり、裁判官にも傍聴者にもそのような背景があったことを理解させるきっかけとなりました。

第四回目の公判は二〇一八年一〇月一六日に開かれました。この日の証人尋問は三名でした。全員城西こもれび心療クリニックで働いていた従業員でした。経理と事務をしていたF氏、精神保健福祉士のG氏、看護師のH氏でした。G氏は起訴状に出てくるD氏の娘になります。

最初、F氏はA氏の件で検察から質問されました。そのやり取りで非常に重要なことが判明しました。

検察「A氏をいつ見ましたか？」
F氏「〇〇さんが亡くなってから。A氏の娘さん」
検察「平成二六年一〇月以降ですか？」
F氏「はい」
検察「A氏はどんな要件でしたか？」
F氏「家族と来ました」
検察「診察ですか？」
F氏「いいえ」
検察「A氏を見たあと、A氏のカルテについて山口被告から指示は？」

Ｆ氏「カルテをもってきてと指示がありました」

検察「Ａ氏のですか？」

Ｆ氏「はい」

検察「理由は言われましたか？」

Ｆ氏「いいえ」

検察「指示後どうしましたか？」

Ｆ氏「もっていきました」

検察「Ａ氏のカルテはこもれび心療クリニック内でしたか？」

Ｆ氏「はい」

検察「表面の症状名は手書きでしたか？」

Ｆ氏「手書きです」

検察「渡したあと、Ａ氏のカルテについて何か言われましたか？」

Ｆ氏「シュレッダーかけるようにと」

検察「他は？」

Ｆ氏「とくにありません」

検察「カルテをシュレッダーですか？」

Ｆ氏「はい」

検察「A氏のカルテはなくなりますよね?」
F氏「新しい頭書き（表紙）を出しました」
検察「自分の判断ですか?」
F氏「先生の指示です」
検察「シュレッダーをかける前ですか、後ですか?」
F氏「前です」
検察「カルテ一枚目は表裏ありましたか?」
F氏「はい」
検察「表は傷病名、名前。裏は点数ですね?」
F氏「レセコン（診療報酬明細書を作成するコンピュータ）で出しました」
検察「一枚目のみですか?」
F氏「はい」
検察「傷病名は手書きでしたか?」
F氏「印字でした」
検察「新しいカルテをつくったあとは?」
F氏「先生に渡しました」
検察「その後シュレッダー（の指示）?」

Ｆ氏「はい」

検察「何についてのシュレッダーですか？」

Ｆ氏「手書きのカルテです」

検察「手渡されましたか？」

Ｆ氏「はい」

検察「どう思いましたか？」

Ｆ氏「処分はいけないんじゃないか。保管期限があるのでいけないんじゃないかと」

検察「山口被告から受け取ったのですか？」

Ｆ氏「はい」

検察「断れなかったのですか？」

Ｆ氏「ちょっとできなかったです。いつも怒られていました」

検察「カルテをどうしましたか？」

Ｆ氏「自分のバッグに入れました」

検察「その後は？」

Ｆ氏「院内の棚に入れました」

検察「結局シュレッダーしなかったのですか？」

Ｆ氏「はい。やっぱり怖かったので。いけないことだと」

Ｆ氏のこの行動があったからこそ、山口医師の犯罪の証拠が隠滅されずにすんだということが明らかになりました。これは、まさにＡ氏と家族が山口医師を訪ねた二〇一五年一月一七日の話だったのです（詳細は五〇－五六頁参照）。メールのやり取りを暴かれ、言い逃れできずに反省と謝罪の態度を示した山口医師でしたが、完全なポーズであることがまたしても判明しました。Ａ氏らがクリニックを出ていくや、山口医師が取った行動は証拠隠滅工作だったのです。

Ｆ氏の機転はそれにとどまりませんでした。その後カルテ開示請求してきたＡ氏に対し、ダミーではない元のカルテの写しを郵送したのはＦ氏でした。もしもＦ氏以外の従業員が対応し、山口医師に相談や報告をしようものなら、間違いなく元カルテは表には出てこなかったでしょう。

偽りの福利厚生

山口医師が起訴された件で、患者が関係していたのはＡ氏の件のみでした。それ以外はすべて従業員が関係していました。山口医師は従業員の診察を原則無料にし、それを福利厚生の一環としていました。しかし、その正体は単なる不正でした。

裁判で明らかになったのは、複数の女性従業員がメルスモン注射を打っていたということです。メルスモンとは医薬品として認められたプラセンタ（胎盤）製剤です。プラセンタが美容目的に使われていることは周知のとおりですが、医薬品であるメルスモンは更年期障害に適応があり、その適応内であれば保険も使用できます。更年期障害の保険適応年齢は概ね四五～五九歳とされているので、若年更年期障害の症状が認められていないかぎり、三〇代以下の女性には保険は使えず、基本自費となります。

自費診療の個人負担、つまり一〇割分をクリニックが負担してくれるのであれば、太っ腹な経営者で手厚い福利厚生と言えるかもしれません。ところが、山口医師のしたことは、保険適応が可能となる母親の保険証を不正に使わせて保険診療にし、通常患者が三割払う自己負担分を従業員から徴収しない代わりに、使った保険の保険者から七割分をかすめ取るということでした。これでは、盗品をプレゼントするサンタクロースのようなものです。これらの実態は、メルスモン注射を受けていたG氏、そして彼女に注射をしていたH氏の証言によって明らかになりました。

G氏は、メルスモンが肌によい、うつ病によいと山口医師が開催していた勉強会で聞いていたので注射を受けるようになったと証言しました。当時体調を崩していたのでよくなりたかったということでした。そして、その体調不良の原因は山口医師によるパワハラだったとも証言しました。H氏を通し、山口医師から母親の保険証をもってくるようにと言われ、母親名義のカルテが用意されていたこと、そしてそのカルテは業務後に山口医師に提出され、山口医師によって症状が書き込まれていたことも証言しました。

続いて証言したH氏は、G氏の母親名義の保険証を使うことを決めたのは山口医師であったことを証言しました。G氏のカルテでは病名がつけられないので「母親のカルテですればいい」と言われたとのことでした。また、検察の質問に対してこのようなやり取りもありました。

検察「外来患者に先生は対応していましたか？」
H氏「できていなかったこともありました」
検察「具体的には？」
H氏「朝から体調が悪いと言って診察しないことが頻繁にありました」

第五回目の公判は二〇一八年一一月一六日に開催されました。そこでは開業当初からりんどうで働いていた看護師のI氏、事務員のJ氏、薬剤師のK氏が証言台に立ちました。J氏は起訴状に出てきたE氏の娘、K氏は起訴状に出てきたC氏の娘にあたります。

I氏は、亡くなった女性従業員についても「母親の名義を使うことは院長から提案された」と証言しました。そして、彼女がクリニックの人間関係に悩むことがあったこと、彼女が院長付きの秘書になってから彼女とI氏の間でもめるようなことがあったこと、彼女が体調を崩したのは向精神薬を飲みはじめたころだという貴重な証言をしました。

続いて証言したJ氏は、薬の処方を母親名義で受けていたことを説明し、そのようになった経緯を話しました。J氏が他の従業員と処置室で雑談中に痩せられないと話していたのを山口医師が耳にし、その後J氏は山口医師に診察室に呼ばれ、痩せられる薬があると言われてトピナを勧められました。

トピナとは抗てんかん薬です。副作用で食欲不振が引き起こされるのでダイエット薬などと呼ばれることもありますが、肥満症としての効果は未承認であり、当然食欲不振以外の副作用もあります。実際、J氏も手足の痺れが副作用として出ていました。以下検察とのやり取りです。

検察「なぜ母親名義でしたか?」
J氏「先生に勧められました。結婚時に生保に入りづらくなると」
検察「母親名義のカルテの診察内容はあなたのことですか?」
J氏「はい」
検察「母親名義のカルテの『抑うつ状態・てんかん』はあなたにありましたか?」
J氏「いいえ」
J氏「先生から、実費でなくていいよね?と言われました」
検察「どういう意味ですか?」
J氏「職員は福利厚生で無料だから」

検察「トピナの処方は平成二七年四月から六月でした。なぜ終わったのでしょうか？」
J氏「友人からおかしいと言われました。体調がおかしいのは薬のせいだと思いました」
検察「先生が勧めた保険証利用は本当に生保のことを気にして勧めたと思いますか？」
J氏「いいえ」
J氏「職員に対しての言動や振る舞いからそうは思いませんでした」
検察「なぜそう思うのでしょうか？」
検察「具体的には？」
J氏「辞めさせるという話とかの仕打ちがありました」
検察「先生が母親の……」
J氏「病院の利益を上げるためだったと思います」

また、J氏は山口医師が患者を診察していなかったことも証言していました。

最後に証言したのは薬剤師のK氏でした。彼女は山口医師のパワハラに悩まされており、そのトラウマもひどく、震えながら証言をしていました。K氏の場合は他の従業員の不正パターンと異なり、投薬を受けていたのはK氏の母親であるC氏でした。実際には来院していないC氏を診察したように見せかけ、C氏の保険証を使ってK氏を通して薬をC氏に届けていました。

山口医師からは母親の保険証をもってきたら薬は出すよと言われ、それが何度も続いたことをK氏は証言しました。以下検察とK氏のやり取りです。

検察「初めて言われてすぐに応じたのですか？」
K氏「いいえ。よくないと思ったから」
検察「最終的に応じたのはなぜでしょうか？」
K氏「たびたび話があって断りづらかったから」
検察「よくないと先生に言わなかったのでしょうか？」
K氏「言えなかった」（法廷で震えながら証言）
検察「そういうことを先生に言いにくい事情があったのでしょうか？」
K氏「はい」
検察「どんな？」
K氏「（ものすごく長い無言のあと）……他の職員がどなられていました」
検察「提案の理由は何だったと思いますか？」
K氏「患者の数を増やしたかったからだと」

検察「以前から先生と知り合いでしたか？」
K氏「はい」
検察「平成二六年一月に二〇〇万以上先生にお金を貸してますよね？　何に使うと聞きましたか？」
K氏「バッグを買うと聞きました」
検察「働きはじめてからは貸しましたか？」
K氏「一度貸しました」
検察「金を返してもらいましたか？」
K氏「二万円は返してもらいました」

また、弁護人からの質問で、二〇一四年四月の開業前後にK氏が山口医師に五〇万円貸したことが明らかになりました。他にも、山口医師が以前に勤めていた病院において、パワハラなどの問題があったこともK氏は証言していました。

一連の元従業員たちの証言で明らかになったのは、山口医師のパワハラ体質です。従業員たちにまったく問題がなかったとは言いません。ルール違反に加担してしまっている自覚もあったでしょう。しかし、理不尽な命令にも逆らえない雰囲気が出来上がっていたのです。

空虚な正当化

二〇一八年一二月二〇日に開催された第六回公判では、いよいよ被告人質問となりました。午前中は弁護人による質問であり、被告人である山口医師の声は大きく饒舌でした。事情を知っている人から見ると単なる嘘つきですが、事情を知らない人が午前中だけ傍聴すると、患者を思うあまり、些細な法令を知らずに違反してしまった可哀想な先生と勘違いしたことでしょう。以下、主要なやり取りを示します。

【J氏について】

弁護士「治療を始めたのはなぜでしょうか?」
山口医師「(処置室での話の内容を聞いて)衝動性が気になり、精神的な治療が必要だと思いました」
弁護士「食事も依存があるのでしょうか?」
山口医師「はい。コントロールできないことはあります。GABAを強化します」
弁護士「Jさんにそういう治療を提案したのでしょうか?」
山口医師「はい」
弁護士「保険証についてのアドバイスはしましたか?」

山口医師「まだ若い女性で、地域によって結婚や就職に不利になることがあります。本人が不利益にならないことを考えました」

弁護士「なぜE氏の保険証を使ったのでしょうか？」

山口医師「精神科の病名に関して不利益になるからです」

【G氏について】

弁護士「Gさんについて、メルスモンを使っていたことは知っていましたか？」

山口医師「治療中はまったく知りませんでした」

弁護士「いつ知ったのでしょうか？」

山口医師「治療最終日、終わったあと、看護記録と一緒に出ていました」

弁護士（メルスモン注射をされていたことについて）「Dさんについては認識はありましたか？」

山口医師「まったくありません」

山口医師「とにかくまったく知らず机の上にあって、なんだこれと思いました。患者の名前を知らず、Dは誰かと職員に聞きました」

弁護士「それで何がわかりましたか？」

山口医師「はっきりしませんが、Gさんの母親ということでした」
弁護士「Dさん名義のカルテを出されてどう思いましたか?」
山口医師「正直不満でした。納得できません。知らないところで薬を使われていました」
弁護士「患者がいるのに診察しないことはありましたか?」
山口医師「原則ないです」
弁護士「医師法二〇条の対面は初診ではしないといけない。保険証も本人の物のみ。これは違法だという認識はありますか?」
山口医師「はい」
弁護士「今後はどうしますか?」
山口医師「初診から患者が来られないこともあります。家族の話で代わりになるかと思っていました。間違っていたとわかり深く反省しています。他人名義の保険証の使用も今後一切しないようにして患者のためにできることをしたいです」

山口医師の釈明を簡潔にまとめると以下のようになりました。これらには正当性があり、犯罪には該当しないというのが弁護側の主張でした。

・精神科の患者は本人が来院できないということも多く、家族の伝聞で診察することは一般的。
・本当は従業員を診察したが、精神科の治療を受けたことが記録に残ってしまうと生命保険などで不利益になるので、本人の将来を考えて本人ではなく親を診察したようにしてあげた。
・メルスモン注射は従業員同士が自分の関知しないところで勝手にやっていた。勝手にカルテをつくられ、自分が記載する以外のところはつくられた状態で机に置かれていた。

しかし、その空虚な正当化は午後の検察側の質問で次々と論破されてしまいました。とくに、A氏のカルテを巡り、山口医師の主張の矛盾はすぐに明らかにされました。山口医師はA氏との対面診療は一切なく、電話もしたことがないことを認め、本人ではなく娘を通した代理診察だと主張していました。しかし、カルテには代理診察であることがわかる記載は一切ありませんでした。それどころか「患者と娘」が来院したとする記述や、会ってもいないA氏について「表情が穏やか」という記述がありました。

午前中と打って変わって声が小さくなった山口医師は、苦しい言い訳に終始しました。「代理が適切ならそうわかるよう書けばよかったのでは?」という検察の質問に対し、「当初はそういうことを考えなかった」と山口医師は返答しました。さらにはカルテが二重につくられていたことについて追及され、手書きの元カルテと打ち出したカルテの違いについて検察から質問されました。

検察「『患者と娘』や『表情が穏やか』はなくなっていますね？」
山口医師「……今ちょっと読んでいるところです」
検察「わからないですか？」
山口医師「書いてません」
検察「『患者と娘』なくなっています」
山口医師「はい」
検察「記載削除や増やしていますね？」
山口医師「……」
検察「違いますか？」
山口医師「私がナルコレプシーと診断したことについて何か言われるのではないかと思いました」
検察「訂正は二重線と印鑑で足りるのでは？」
山口医師「訂正のしかたが雑でした」
検察「なぜわざわざ二冊つくったのですか？」
山口医師「一冊しか残す予定はありませんでした」
検察「開示請求のときに新しい物をつくる必要はなかったのではないですか？」
山口医師「何か文句を言われるのではと不安がありました」

検察「訂正は二重線と印鑑で足りるとわかってますか?」

山口医師「はい」

検察「対面診療が必要とわかっていたのにしなくて嘘をついたのではないですか?」

山口医師「そうではありません」

検察「A氏への対応が間違っていたとわかっていたのでは?」

山口医師「そういう認識はありません」

検察「患者増やして手間省いて診療報酬を楽して増やしたかったのでは?」

山口医師「そういうことはありません」

検察「C氏はA氏と同じやり方ですか?」

山口医師「はい」

検察「C氏もカルテに娘から聞いたと書きましたか?」

山口医師「書いてないです」

検察「(来院していない)C氏の表情について記載がありますが?」

山口医師「私の慣用句みたいなもので、状態が落ち着いているという意味でそう書いていました」

カルテに正しいことを記載することは医師として基本中の基本です。カルテを訂正する際は、元の記載がわかるように二重線を引き、横に正しい記載と訂正理由、追記した年月日、記載者を明記するのが原則です。差し替えるのはもってのほかです。カルテには真正性が必要であり、医師側の都合によって痕跡なく差し替えできてしまうようなものはカルテとはみなせません。
検察は、山口医師に不正請求をしてでも金を稼ぐ動機を説明するため、借金についても明らかにしました。

検察「これもれびのための運転資金借り入れはいくらでしたか？　何千万円？」
山口医師「はい」
検察「りんどうもですか？」
山口医師「改装費も含めて若干」
検察「取り調べだと二つ合わせて一億二千万円と答えていますが？」
山口医師「それぐらいです」

従業員が勝手にやったという山口医師の釈明についても検察はしっかりと切り込みました。もしも弁護士からの質問に対する答弁が本当なら、山口医師は従業員にカルテ追認を押し付けられ、それに対して逆らうこともできない気弱な経営者であり、従業員にパワハラをするどころか逆にされるような人物であるはずでした。しかし、検察は証拠として山口医師と亡くなった女性従業員のLINEのやり取りを示しました。以下のスマホの画面がそれに該当する箇所です（図6）。

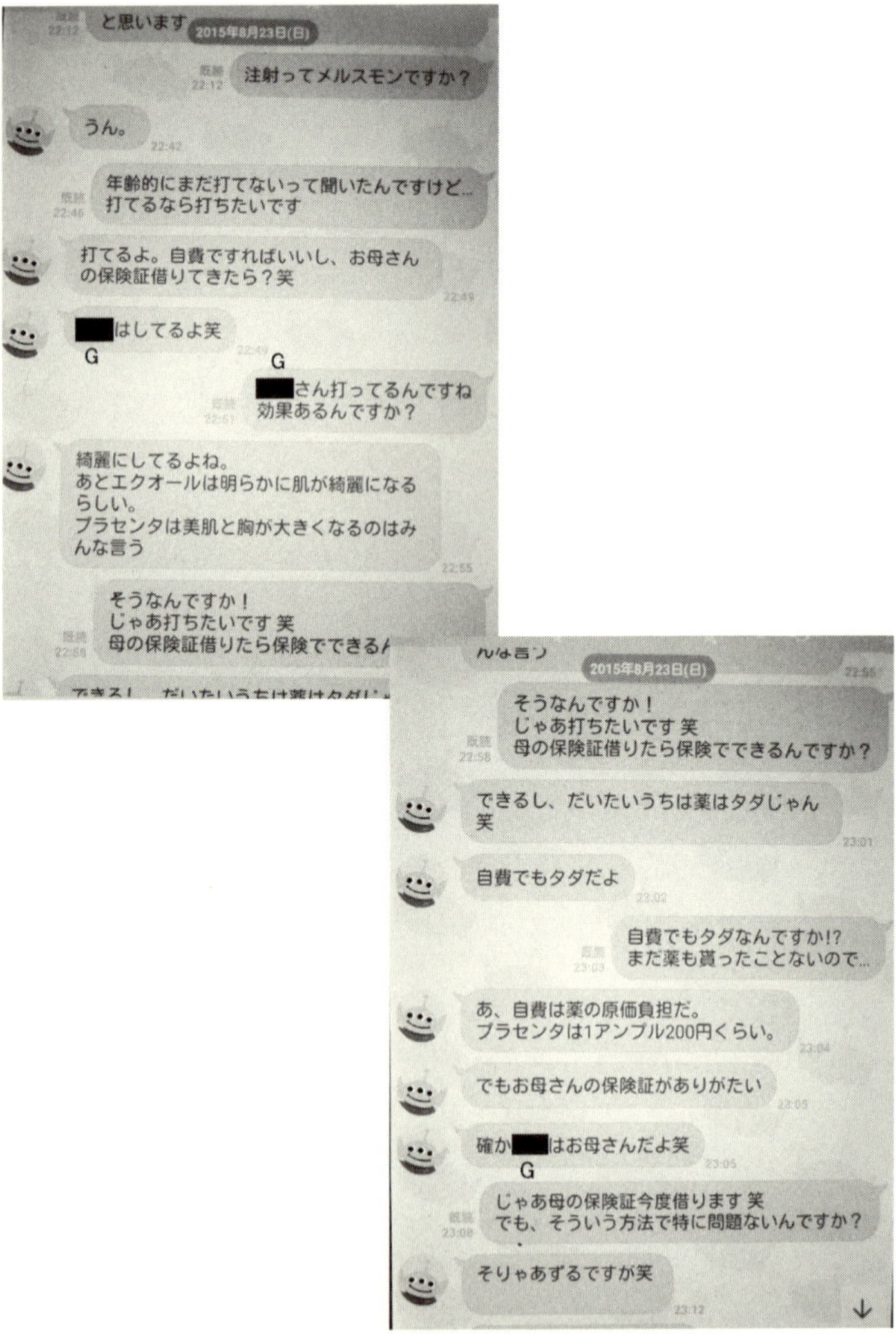

図６　山口医師と亡くなった女性従業員との LINE のやり取り（スマホ画面）

このLINEのやり取りを見たら、いかに山口医師が述べてきた答弁が虚偽にまみれていたのかすぐに理解できることでしょう。このような証拠を見せられても、山口医師は最後までお金を不正に儲けようとする意図があったことを一切認めませんでした。

言い訳はたどたどしく、的を射ないものばかりでしたが、山口医師の姿勢は一貫していました。不正の意図は一切なかった、患者のためを思うあまりに意図せずにルールを破ってしまった、そこについては反省する、だから医療現場に復帰したい、というものでした。

山口医師の復帰宣言を聞いた傍聴席には戦慄が走りました。あれだけのデタラメをしながら、本当に認めるべきことは一切認めず、謝罪や反省をするポイントが完全にずれている山口医師の姿勢を見るかぎり、更生などまったく見込めませんでした。そんな状態で医療現場に復帰しようものなら、また同じことを繰り返すのは明白でした。私は嫌な予感がしていました。すでに山口医師が現場に復帰する気があったことを知っていたからでした。

保健衛生上の危害の懸念

山口医師はコンサータ錠登録医師でもありました。コンサータとは、発達障害の一つであるADHD（注意欠陥多動性障害）に処方される中枢神経刺激薬であり、同じ成分（メチルフェニデート）であるリタリンの乱用が大きな社会問題となった経緯から、特別な流通管理をするという条件で承認された第一種向精神薬です。山口医師はこの薬を院内処方で不正使用していたという、一番やってはいけないことをしていたのです。この件は、不起訴と言っても、前述のとおり起訴猶予処分であり、その事実は認められています。

コンサータの適正使用・適正流通管理のために設けられた「コンサータ錠適正流通管理委員会」の議事録では、山口医師が「鹿児島の逮捕医師」として取り上げられています。同委員会が山口医師の登録を一時停止するため、事実を確認して弁明を求める通知を届けたところ、山口医師からは情報に相違があると反論され「コンサータ錠登録医師の継続を希望する」という回答があったことが確認できます。事実を認めず、医療現場に復帰するつもりである山口医師の態度がここからも読み取れます。

以下、その議事録からの抜粋です。

◉コンサータ錠適正流通管理委員会6月臨時委員会議事録（平成三〇年六月二五日）

（出所：http://www.ad-hd.jp/pdf/gijiroku201806.pdf）

◆審議事項

鹿児島の逮捕医師の登録の扱いについて

刑事事件やメディアで問題とされたコンサータ錠登録医師（以下「登録医」という）の登録の扱いについては、前回の委員会にて、当該医師の医師免許取り消し、医業停止の処分などが行われた時点において、登録取消等を検討するとした。しかし、コンサータ錠適正流通管理基準第7項に定める各事由に該当する案件のうち、コンサータ錠の依存、乱用など患者の生命、身体又は健康に関わり応急の措置の必要性が認められる事案が生じた場合に、委員会が行う応急の措置がとれるように「コンサータ錠適正流通管理基準に基づくコンサータ錠登録医師の登録一時停止の運用に関する申し合わせ」（以下「登録の一時停止運用申し合わせ」という）を新たに定め、委員会により登録医の一時停止を行うことができることとすることで了承された。申し合わせの案について、別途稟議により速やかに制定手続きが行えるようにすることで了承された。

鹿児島の逮捕医師事例は「登録の一時停止運用申し合わせ」に基づく措置の1例目とすることで了承された。

◉コンサータ錠適正流通管理委員会9月臨時委員会議事録（平成三〇年九月五日）
（出所：http://www.ad-hd.jp/pdf/gijiroku201809.pdf）

鹿児島の逮捕医師の登録の扱いについて

6月臨時委員会での合意に従い、コンサータ錠適正流通管理基準第7項に定める各事由に該当する案件のうち、コンサータ錠の依存、乱用など患者の生命、身体又は健康に関わり応急の措置の必要性が認められる事案が生じた場合に、委員会が行う応急の措置がとれるように「コンサータ錠適正流通管理基準に基づくコンサータ錠登録医師の登録一時停止の運用に関する申し合わせ」（以下「登録の一時停止運用申し合わせ」という）を平成三〇年七月一〇日付けで施行し、これに基づく措置として、鹿児島の逮捕医師に事実を確認し、弁明を求めるための文書を送付した。これに対し、当該医師から委員会にて取得した情報には相違があり、「コンサータ錠登録医師の継続を希望する」との回答があった。

コンサータ錠適正流通管理委員会第44回委員会議事録（平成三〇年一〇月一日）

（出所：http://www.ad-hd.jp/pdf/Concerta%20gijiroku_20181001.pdf）

今般、監視指導・麻薬対策課から、鹿児島の逮捕医師の登録の扱いに関連して、医薬品医療機器等法第一条の四を引用し、保健衛生上の危害の発生及び拡大の防止のための措置の実施については最終的に法的には会社に責任があり、委員会は会社にたがをはめるためのお目付け役であるとの明瞭な整理と問題提起が出されたことを鑑み、委員会はヤンセンファーマに対し、厚生労働省の指導に対する対応も含め、社内体制の整備をし、委員会に求める助言と監督の範囲をどのように考えるのかの整理をした上で、説明の機会を改めて設けるように要請した。

鹿児島の逮捕医師に関する対応については、当該医師の登録を継続させることについての保険衛生上（原文ママ）の危害の発生の懸念が示されている状況であり、医事に関する不正として起訴されていることから、諸般の事情を総合考慮し、とりわけ監視指導・麻薬対策課からの情報提供を重く見て、法的な是非について会社で判断の上、速やかに一時停止の執行を行うよう、ヤンセンファーマに対する助言がなされた。

コンサータ錠適正流通管理委員会11月臨時委員会議事録（平成三〇年一一月一二日）

（出所：http://www.ad-hd.jp/pdf/Concerta%20gijiroku_20181112.pdf）

◆報告事項

ヤンセンから、鹿児島の逮捕医師について、第44回コンサータ錠適正流通管理委員会における委員会からの助言に基づき、平成三〇年一〇月二二日付で当該医師宛に会社名で登録の一時停止の通知を発送し、一〇月三〇日に登録事務局により一時停止措置を実行したことが報告された。

以上の流れからおわかりいただけるように、山口医師のためだけにわざわざ新たな規則がつくられ、それに基づいて山口医師は「登録の一時停止」処分の第一号となったのです。山口医師の登録を継続させることが、「保健衛生上の危害の発生の懸念」とまで言われるほど異常な状況であることがわかります。

有罪判決そして新たな戦い

ついに判決の日がやってきました。二〇一九年三月二〇日、鹿児島地裁の法廷で判決は言い渡されました。審理された七件すべて詐欺とみなされ、懲役二年の求刑に対して懲役二年執行猶予四年という判決でした。通常、初犯であること、（起訴分の）被害額が少ないこと、逮捕・起訴されて医師としてすでに社会的制裁を受けていることは大きな減刑のポイントとなるはずでした。それを考慮すると、起訴された罪状分に対しては検察側の完勝と言える結果でした。

山口医師の主張はほとんど完全否定であり、裁判長も「医師法などで定められた対面診療をせず、診療報酬を請求したのは保険者の財産権を侵害する行為。無診察患者の診療録の存在などを被告は認識していたと認められ、審議された七件すべてが詐欺罪に当たるのは明らか」「常習性が認められ、より多くの報酬を得ようと犯行に及んだとみるのが自然で、動機、経緯にくむべきことは見当

コラム

「問題を抱えたまま販売が開始されたビバンセ」

前著『発達障害バブルの真相』では、塩野義製薬が承認申請していたADHD薬ビバンセ（成分名：リスデキサンフェタミンメシル酸塩）の問題を取り上げました。私は、この薬やその処方、流通管理がはらむ危険や問題について指摘し、その承認に反対してきました。その理由の一つが山口医師です。無診察処方が常態化していたクリニックの院長がコンサータ錠登録医師の資格を与えられ、やりたい放題していたのです。それが発覚したのは、行政機関や流通管理委員会、あるいは製薬会社の監視機能が働いたからではありません。むしろそれが機能しなかったため、民間人である私が告発しなければならなかったのです。その根本的な問題を解決しないまま、コンサータよりもさらに危険性のある薬物を流通させることは到底受け入れられないものでした。

われわれは最後まで反対しましたが、二〇一九年三月二六日、厚生労働省はビバンセの製造販売を承認しました。一方、国連子どもの権利委員会はその承認の直前である二〇一九年二月（最終版は三月五日）、日本政府に対して重要な勧告を出しています。誰もこの問題を国内で取り上げなかったため、われわれは国連の最終報告をいち早く日本語訳し、わざわざ担当部署に届けました。間違いなく、今後このビバンセをめぐり、われわれや国連が懸念していた問題が発生するでしょう。

われわれは事前に厚生労働省に対して警鐘を鳴らしていたことをここに示すため、私が書いた要望書（一四二－一四五頁参照）と、外務省ホームページから抜粋した国連の勧告（一四五頁参照）を以下紹介します。

◆要望書

平成三〇年一一月二一日
厚生労働大臣　殿

市民の人権擁護の会日本支部
代表世話役　米田倫康
東京都新宿区西新宿7-22-31-711
Tel03-4578-7581 Fax03-4330-1644
E-mail：info@cchrjapan.org

要望書

子ども向け覚せい剤「ビバンセ」の製造販売承認に反対します

平素より、国民の命と健康のためにご尽力下さる貴省職員に深く感謝申し上げます。貴省におかれましては、二〇一〇年より向精神薬の不適切処方への規制を強化し、最近では高齢者への不適切処方対策について本格的に取り組みを始めていることと存じます。

一方で、子どもへの向精神薬処方について不適切な事例が横行しています。併用禁忌の向精神薬を処方されていた一〇歳男児が突然死する事例が貴省審議会（二〇一二年一〇月三一日厚生科学審議会感染症分科会予防接種部会日本脳炎に関する小委員会）で問題となり、他国と比較しても併用処方率は異常に高く、安全性が確かめられていない〇～四歳に対する処方も増加し、今や少なくとも年間二七〇〇万円規模の市場となっています。さらには「発達障害を含む児童思春期精神疾患の薬物治療ガイドライン」作成が進められる中、ADHD薬について分担研究をしていた著名な児童精神科医について、ADHD薬を製造販売する製薬会社から多額の金銭を受け取りながら、貴省に対して利益相反の管理の必要性無しと虚偽の報告をしていたことが当会によって暴かれ、作成メンバーから外されています。

そのような中、覚せい剤アンフェタミンのプロドラッグであるビバンセについて、一二月三日の医薬品第一部会でADHD薬として製造販売承認の可否が審議されると聞きました。既に覚せい剤原料指定されているものの、この薬が承認され、流通されることで子どもに深刻な健康被害が出ることを懸念しております。

当会は、単に乱用の恐れがある覚せい剤だからという理由で承認に反対するのではありません。対象となるＡＤＨＤの診断基準自体が非常にあいまいであり、過剰診断や不適切処方が専門学会等で既に大きな問題となっている中、流通管理の厳しい規制だけでは取り扱う医師の診断能力やモラル、資質、処方権までは取り締まれず、安全対策は不十分と言わざるを得ないからです。リタリン乱用が問題となり、同成分であるコンサータの承認条件として厳しい流通管理が義務付けられましたが、モラルの無い精神科医の前では全くの無力であることは、当会による告発によって摘発された事例からも明らかです。

鹿児島で児童精神科を標榜する精神科クリニックを開業していたその精神科医は、コンサータ錠登録医師でありながら、自分で服用するためにコンサータを横流ししていました。無診察処方、横流し、不正請求、主治医の立場を悪用した患者やその家族との性的関係など、おぞましい実態〔詳細は摘発に直接関わった九州厚生局麻薬取締部による調書や報告を確認してください〕がありながら、当会が具体的に証拠を集めて告発するまで、保健所や県、厚生局などの監督機関や警察は何ら動くことはありませんでした。結局、同精神科医は詐欺罪で逮捕・起訴され現在公判中ですが、何ら反省の態度を示すことなく、コンサータ錠適性流通管理委員会に対しても「コンサータ錠登録医師の継続を希望する」と回答しています。この事例は決して極端な事例と片付けられる問題ではありません。ここまで悪質でありながら、当会の告発が無ければ決して表に出ることもなかったからです。

二〇一〇年六月、国連児童の権利委員会が日本政府に対して「ＡＤＨＤの診断数の推移を監視するとともに、この分野における研究が製薬産業とは独立した形で実施されることを確保するよう勧告する」

と報告しました。国連の懸念通り日本ではＡＤＨＤの診断数やそれに伴う投薬が異常に増加しており、専門学会は勧告を無視して製薬会社から金銭援助を受け、第一人者の研究者はＡＤＨＤ製造販売会社からの個人的な金銭授受を隠蔽し、大阪府や広島県、滋賀県、岩手県など一部の自治体はビバンセを申請した塩野義製薬と提携して発達障害者支援を進めています。既に販売されているＡＤＨＤ薬は成人への適応拡大を取得することで売り上げを急増させています。発達障害に関する報道は加熱し、安易なチェックリストで不安になった患者が受診に殺到するという現象が起きています。このような風潮の中、ずさんな診断やそれに伴う安易な処方、そこに付け込んだ薬の大量入手や転売、小児の医療費無料制度の悪用など、様々な形で被害や乱用が広がることが容易に考えられます。

覚せい剤及びその原料が医薬品としても使用されていることは理解しています。しかし、ＡＤＨＤ薬という名目で、本来不要（現在の診断基準や診断手法では、本当にＡＤＨＤに罹患しているのか否かを確実に見分けることは不可能）である子どもたちにも蔓延するリスクは本当に考慮されているのでしょうか。覚せい剤「ダメ・ゼッタイ」という啓発運動を貴省が推進する傍ら、新たな形の薬物乱用を自ら広げることにならないでしょうか。

そこで、当会は以下を強く要望いたします。何卒よろしくお願いします。

記

一、一二月三日に開催される医薬品第一部会委員会において、当会のこの要望書を含む、承認に懸念を示す見解や情報が各委員会に適切に通知されるようにすること

一、ビバンセカプセルの製造販売承認申請を却下すること

一、既存のＡＤＨＤ薬やその他向精神薬について、小児への処方実態について調査し、過剰診断や安易

な処方を規制するための対策を講じること

以上

◆国連勧告

国連児童の権利委員会　日本の第四回・第五回政府報告に関する総括所見（二〇一九年三月五日）

〔以下、抜粋〕

生殖に関する健康及び精神的健康

34. 委員会は以下を深刻に懸念する。

…

(d) 児童が注意欠如・多動性障害（ＡＤＨＤ）を伴う行動上の問題を有している旨の診断や、精神刺激薬を原因とする児童の治療が増加している一方で、社会的決定要因及び非医学的形態の治療は軽視されていること。

35. …委員会は、締約国〔日本〕に対し、以下のことを要請する。

…

(e) ＡＤＨＤを有する児童の診断が徹底的に吟味され、医薬品の処方が最後の手段として、個別化されたアセスメントを経た後に初めて行われること、また児童やその親に対してそのような処置の副作用の可能性及び医療ではない代替的手段について適切に情報提供が行われることを確保するとともに、ＡＤＨＤの診断及び精神刺激薬の処方が増加している根本的原因についての研究を実施すること。

（出所：https://www.mofa.go.jp/mofaj/files/000464155.pdf）

たらない」「高度な専門性をもつ医師への信頼を前提とする診療報酬制度の根幹を揺るがす重大な事案」と辛らつな言葉を投げかけました。

この判決は一つの区切りであり、それ自体は喜ばしいものではありましたが、傍聴席に座っていた関係者は誰一人として納得していませんでした。山口医師のもっとも許しがたい卑劣な行為を罪に問うことができない現行の法律に対して。

それは新たな戦いを意味していました。この先、山口被告が控訴、上告したとしてもこの一審の量刑よりも極端に上回ることはほぼないでしょう。その場合、刑確定後に医道審議会を経て厚生労働省が医師免許に関する行政処分を下したとしても、この量刑どおりでは最大でも医師免許停止処分数か月といったところです。保険診療の不正が認められたら保険医の登録を取り消され、五年間は再登録できないという別の行政処分もありますが、これだけでは保険診療制度が使えなくなるだけで、医師免許を剥奪することには至りません。ここで、主戦場はもはや法廷ではなく、必然的に政治の世界に移ることになりました。

これから先、私とAさんが目指すのは主に二つです。一つは、医師法を最大限に適用させることで医師免許を剥奪することです。もう一つは、これ以上同じ悲劇が精神医療現場で繰り返されることのないよう法改正を実現することです。どちらもそう簡単に実現できるものではありません。関係者に理解をもたらすというのは基本ですが、世の中に社会問題として認識させ、世論を動かす必要があります。そのためにも、まずは自分たちが行動を起こすことにしました。

山口医師に対する判決がそのままニュースになったところで、世間はセコい医師がセコいことして有罪になった、としか受け取らなかったでしょう。裁判はあくまで診療報酬の不正をめぐる案件しか取り上げていなかったからです。そこで、Aさん家族、女性従業員の母親、被害者女性、元従業員、早川弁護士、そして私は判決後に記者会見を開きました。

集まったマスコミにこの事件の本質を理解してもらうために、皆それぞれの立場から思いの丈を話しました。女性の父親は「山口被告がやった一〇分の一にも満たない、詐欺での裁判だった」と説明し、被害者女性は「山口被告の呆れた弁明にすごく怒りを覚えている。公判中に今後も医師を続けたいと言った。それを聞いて本当にゾッとした」と発言しました。元従業員は「スタッフが傍聴席にいるにもかかわらず、スタッフが勝手に処方したと言う姿を見るとまったく反省の色が見られない」と話しました。

私からは、本来このような精神科医を摘発し、排除し、処罰するはずの行政が機能せず、患者が搾取され命すら奪われている現状に何もできていない現実があり、それはまさに法律の不備であることを伝えました。そして、この事件を例外的な特殊な事件として終わらせるのではなく、それを許した法律や精神保健福祉行政の見直しにつなげ、これ以上被害者を出さないことが重要であると主張しました。

南日本新聞をはじめ、鹿児島の地元テレビ局のニュースでもこの記者会見の様子は取り上げられました。私たちのメッセージは報道を通して市民に知らせることができました。少なくともこれで鹿児島県内一帯に山口医師の有罪判決やその背景にあった問題が知られることになり、彼の目論見であった医療現場への復帰もしばらくは阻止できると思われました。

しかし、ここでもまた山口医師はわれわれの予想を上回る行動をとっていました。

現役の刑事被告人が主治医となる業界

結論から言うと、山口医師は判決時にはすでに医療現場に復帰していました。それを私が知ったのは判決日より約三か月経ったころでした。ある情報が私に寄せられたのです。それは、山口医師が新しい職場で問題を起こしているという、一瞬耳を疑うような情報でした。詳細を確認したところ、山口医師は判決の前月となる二〇一九年二月より、京都の病院と大阪のクリニックで勤務医として働きはじめ、有罪判決後も変わらず勤務していたのでした。

常識的に考えて、医事に関する不正で有罪判決を受けた医師がそのまま普通に医療現場に復帰するなんてありえないことでしょう。とくに、診療報酬の不正が公的に認められた医師が保険診療の現場で働きつづけるなど、明らかにおかしなことです。しかし、これは法的には何ら問題ありません。なぜならば山口医師は控訴し、有罪かどうかは確定していないからです。通常は罪が確定しないと行政処分を下すことができないという、医師法の隙をついた脱法行為とも言えるでしょう。ここでもまた、不適切ではあるが違法ではないという状況なのです。

合法であったら何でも許されてしまうのでしょうか。そこには患者の視点が欠けています。もしも、かかった病院で目の前に出てきた医師が進行中の刑事裁判の被告人であったらどうでしょうか。しかも、裁判所から診療報酬制度を悪用した詐欺について断罪されたのみならず、厚生労働省やコンサータ錠適正流通管理委員会からは「保健衛生上の危害」を懸念されるような人物から診療を受けたいでしょうか。

仮に、すべて理解した上でそれでもその医師から診療を受けるという患者がいたら、それはそれでよいでしょう。しかし、ここで問題となっているのは、患者には一切そのような情報が知らされていないということです。これでは患者は「医療に関する適切な選択」ができません。

ここでは詳細を述べませんが、山口医師が新しい職場で引き起こした問題は、実に山口医師らしいとしか言えない内容でした。反省できない人間が同じ問題を繰り返すというのはむしろ当然と言えます。医師としての資質がない人間に医師免許を与えてしまったことがすべての発端です。誤って付与してしまうことが避けられないのであれば、資質のない人から資格を素早く取り上げ、医療界から退場させることのできる仕組みが最低限必要です。ところが、現実はそうではありません。明らかに資質のない人間が繰り返し問題を起こすことを許してしまっているのです。

だからといって手をこまねいているわけにもいきませんでした。相手が合法である以上、われわれに打てる手は限られていますが、とにかく徹底的に関係者に注意喚起し、監視の目を強化させることから始めました。そこで要望書（章末一五七－一五九頁参照）を関係機関に送りました。

この要望書を各方面に届けた直後、山口医師は突然勤務先を自主退職しました。もちろんこれで問題が解決したわけではありません。この調子ではイタチごっこが続くだけなのは明白でした。

どうやったら医師免許を剥奪できるのか？

もはやこのような医師に良識や常識といったものが一切通用しないことが理解できるでしょう。性善説で成り立っている医師法は、このような医師の存在は想定外と言えるでしょう。それでも医師法を最大限に適用することでどうにかして山口医師の暴走を止めることはできないのでしょうか。

医師の行政処分について審議する医道審議会では、「医師及び歯科医師に対する行政処分の考え方について」とする文書を発表（平成一四年一二月一三日付　平成二七年九月三〇日改正）し、処分の基準を公表しています。そこに記載されている「基本的考え方」を引用します。

《基本的考え方》

医師、歯科医師の行政処分は、公正、公平に行われなければならないことから、処分対象となるに至った行為の事実、経緯、過ちの軽重等を正確に判断する必要がある。そのため、処分内容の決定にあたっては、司法における刑事処分の量刑や刑の執行が猶予されたか否かといった判決内容を参考にすることを基本とし、その上で、医師、歯科医師に求められる倫理に反する行為と判断される場合は、これを考慮して厳しく判断することとする。

医師、歯科医師に求められる職業倫理に反する行為については、基本的には、以下のように考える。

①まず、医療提供上中心的な立場を担うべきことを期待される医師、歯科医師が、その業務を行うに当たって当然に負うべき義務を果たしていないことに起因する行為については、国民の医療に対する信用を失墜するものであり、厳正な対処が求められる。その義務には、応招義務や診療録に真実を記載する義務など、医師、歯科医師の職業倫理として遵守することが当然に求められている義務を含む。

②次に、医師や歯科医師が、医療を提供する機会を利用したり、医師、歯科医師としての身分を利用して行った行為についても、同様の考え方から処分の対象となる。

③また、医師、歯科医師は、患者の生命・身体を直接預かる資格であることから、業務以外の場面においても、他人の生命・身体を軽んずる行為をした場合には、厳正な処分の対象となる。

④さらに、我が国において医業、歯科医業が非営利の事業と位置付けられていることにかんがみ、医業、歯科医業を行うに当たり自己の利潤を不正に追求する行為をなした場合については、厳正な処分の対象となるものである。また、医師、歯科医師の免許は、非営利原則に基づいて提供されるべき医療を担い得る者として与えられるものであることから、経済的利益を求めて不正行為が行われたときには、業務との直接の関係を有しない場合であっても、当然に処分の対象となるものである。

さて、山口医師の行為は①〜④すべてを完全に網羅しています。処分の対象であることは間違いありません。ただし、通常は刑事処分が確定されたあと、主にその処分内容を中心に行政処分について検討することになります。それは、よけいな係争を避けるためと思われます。医師にとっては医業停止や医師免許取り消し処分は死活問題となるので必死に反論してきます。一般人よりもお金も後ろ盾もある医師は、提訴という手段に出ることも珍しくありません。その点、刑事処分が確定した案件についてはこれ以上蒸し返されることもないので、「安全に」処分できるという考えがあるのでしょう。

よけいな係争を避けて業務の停滞を予防するというその姿勢は国としては正しいかもしれませんが、国民の命や健康という視点からすると、問題ある医師が迅速に処分されないということは大きなリスク、脅威です。国民の健康を犠牲にするのであれば何のために法律があるのかという話になります。

では、どのようにして国を動かすことができるのでしょうか。よく読めばわかるのですが、確定した刑事処分のみが行政処分を決定する材料となるわけではありません。あくまでもそれは「基本」です。刑事裁判を経た情報であれば事実、経緯、過ちの軽重を正確に判断することができ、行政処分が公平、公正に行うことができるというだけのことです。つまり、先ほどの①〜④に該当する職業倫理に反する行為を正確に判断できる情報が他にもあれば、行政処分の対象とならないわけでもないと読みとることもできます。

山口医師の控訴審判決は二〇一九年九月二六日です（控訴審も有罪判決でした）。そこから上告したとしても、年内には決着がつく可能性が高いでしょう。刑事処分が確定すれば、自動的に行政処分の対象となります。ただし、この刑事処分の内容だけだと山口医師の本質的な問題が伝わらない可能性があります。そこで、どれだけ処分の判断のために採用してもらえる情報を医道審議会に伝えることができるかが勝負となります。

私がこの書籍を書き上げた目的の一つはそこにあります。現行の法律の中で山口医師を処分してもらえる可能性が少しでもあるのなら、最大限それを生かそうと考えました。この書籍は私の視点から書き上げたものであるため、これ自体が直接の判断材料として採用されることはないかもしれません。しかし、書籍の一次情報となった山口医師のメールは、すでに捜査機関にも存在を確認されている本物です。他にも本人から複数の患者に送った性的メール、LINEの存在も確認されています。

たった一人の精神科医のためにいったいどれだけの人々が苦しまなくてはならなかったのか、医療行政が機能しないためにAさんをはじめ多くの人がどれだけ奔走しなければならなかったのかを医道審議会の関係者や厚生労働省の担当者に知っていただきたい一心で書き上げました。法の隙間をくぐりぬけて暴走を続ける山口医師を止めることができるのは、もはや医道審議会と厚生労働省だけです。医師の資質について適正に判断し、山口医師の免許を剥奪していただくことが私とAさん、そしてこの問題に携わった人々の心からの願いです。

法律を変える

たとえ山口医師の免許を剥奪できたとしても、できなかったとしてもそれで終わりではありません。いずれにせよ私とAさんにはもう一つ残された仕事があります。それは、法律を変えることです。精神科医が患者と性的関係をもつことが違法とならないかぎり、同様の悲劇は繰り返されます。その問題を根本的に解決するには、法律そのものを変えるしかありません。

すでに八五-八六頁で紹介した南日本新聞記事で示されているように、国によってはそのような行為が禁じられ、医師免許の剥奪の対象にもなりえます。職業倫理としての法ではなく、刑法そのもので規定されている国もあります。実は、法務省もすでにそのような諸外国の刑法について情報収集していた形跡があります。二〇一七年には、実に一一〇年ぶりとなる刑法性犯罪規定の改正が行われましたが、それに先立って開かれた法制審議会刑事法(性犯罪関係)部会の第一回会議において「地位・関係性を利用した性的行為に関する主要国の法制度の概要等」と題する資料が配布されました。(出所:www.moj.go.jp/content/001162266.pdf)

そこで参考となるのはイギリスとドイツの刑法です。以下同資料から抜粋します。

◆イギリス（イングランド・ウェールズ）Sexual Offences Act 2003

○ケアワーカーが精神障害者と性的活動を行う罪（第三八条）として

・人（A）が、故意に他人（B）に性的接触を行い、Bが精神障害を有しており、Aにおいて、Bが精神障害を有していることを知っていたか又は知っていたと合理的に期待し得、かつ、AがBのケアに携わっていた場合は、正式起訴の場合には一〇年以下の拘禁刑等（同条）

◆ドイツ　ドイツ刑法

○相談、治療若しくは世話を行う関係を濫用して、中毒症を含む精神若しくは心の疾患若しくは障害を理由に、又は、身体的な疾患若しくは障害を理由に、相談、治療又は世話が行為者に委ねられている者に対して性的行為を行うなどした者（第一七四条c第一項〈相談、治療又は世話を行う関係を利用した性的虐待〉）

○治療を行う関係を濫用して、精神療法が行為者に委ねられている者に対して性的行為を行うなどした者（第一七四条c第二項〈相談、治療又は世話を行う関係を利用した性的虐待〉）は、いずれも三月以上五年以下の自由刑と規定している。

残念ながらこのような内容は二〇一七年の刑法性犯罪規定改正に反映されることはありませんでした。しかし、もうチャンスがないわけではありません。改正法の附則第九条にこのように書かれてあります。「政府は、この法律の施行後三年を目途として、性犯罪における被害の実情、この法律による改正後の規定の施行の状況等を勘案し、性犯罪に係る事案の実態に即した対処を行うための施策の在り方について検討を加え、必要があると認めるときは、その結果に基づいて所要の措置を講ずるものとする」。

今後、この問題が広く知られるようになり、同様の被害を訴える声が大きくなれば、法律改正も夢ではなくなります。もしかしたら、既存の刑法や医師法を改正するよりも、新たに医師の職業倫理や患者の権利を規定する法律をつくるほうが現実的なのかもしれません。いずれにせよ、国会議員に理解をもたらせる必要があります。われわれは決してあきらめることなく、法制定を実現するまで戦いつづけていきます。

令和元年6月26日

京都府医療課　課長　殿
○○保健所　所長　　殿
○○保健所　所長　　殿

市民の人権擁護の会日本支部
代表世話役　米 田 倫 康
東京都新宿区西新宿7-22-31-711
Tel03-4578-7581 Fax03-4330-1644
E-mail : info@cchrjapan.org

要望書

問題ある医師の監視及び被害防止対策の徹底を求める

前略

今年3月20日に鹿児島地裁で有罪判決が言い渡され、7月16日に控訴審が開始される被告人（山口龍郎医師）が京都と大阪の医療機関（医療法人○○会△△病院：京都府××　□□クリニック：大阪府××）で診療をしている情報を入手しました。この被告人が新たに健康被害を生み出す危険性、勤務する医療機関にトラブルを引き起こして良質かつ適切な医療の提供を阻害する恐れが非常に大きいため、関係機関に情報提供すると共に、被害防止を求めて緊急に要望する次第です。

被告人の山口龍郎医師は、自身が経営していた精神科診療所で診療報酬の不正請求を行っていたことが発覚し、詐欺罪で起訴され、懲役2年執行猶予4年（求刑懲役2年）の判決が言い渡されました。その際、審理された7件全てが詐欺と認定され、裁判長からは「常習性が認められる」「診療報酬制度の根幹を揺るがす重大な事案」とまで言及されています。また、向精神薬の違法処方・譲渡についても事実が認められています（起訴猶予）。

刑が確定しておらず、それゆえに行政処分も出ていないため、山口医師が医師として診療すること自体に法的問題が無いことは重々承知しています。しかし、保険診療上の重大な不正が認められ、保険医の登録の取り消しが確定的である人物が、保険診療の現場で勤務し続けていることについて違和感を禁じ得ません。そして何よりも懸念されるのは患者への健康被害です。当会がこれを強く懸念するのには理由があります。

当会が山口医師による不適切な診療の実態を知ったのは2015年5月のことでした。山口医師から治療を受けていた当時27歳の女性が自死（2014年12月6日）した事実がその母親から報告されました。その女性と山口医師とのメールの記録から、山口医師がその立場と知識を利用して性的に搾取した揚句、女性を自死に追い込む信じ難い状況が確認できました。当会は、そのような行為が不適切ではあるものの刑事責任に問うのは困難と判断し、診療報酬の不正請求の証拠を集めて九州厚生局と鹿児島県警に告発しました（2016年12月13日）。

告発した足で鹿児島にて情報収集して発覚したのは、その被害がその女性だけではなく、被害者は複数に上るという事実でした。そこで当会がさらに広く情報収集したところ、次々と被害報告や内部告発の情報が寄せられました。そして、もう１名が同様の手口で追い込まれ、自死していたこともわかりました。驚くことに、山口医師が診療所で唯一の医師でありながら診察日に登院もせず、資格の無い従業員に患者を対応させ、院内処方の向精神薬を処方や宅配させ、さらには自身が診療したようにカルテに不実記載して不正に診療報酬を請求するなどの違法行為が常態化しながら、行政機関の指導はそれまで一切ありませんでした。

最終的に、当会による告発や要望が鍵となり、関係機関による調査や捜査が行われ山口医師は起訴されました。公判において、被告人である山口医師は不正の意図はなかったと供述し、責任を従業員に転嫁するなど一切反省の態度は見られませんでした。そのような状態で山口医師が医療現場に復帰すればさらなる被害が生まれることは明らかです。

また、山口医師は患者のみならず、立場を利用して女性従業員らにも手を出していました。そのため、従業員の入れ替わりの激しさは尋常ではなく、家庭を崩壊させられた関係者も存在し、常に職場にトラブルを撒き散らしていました。以前に勤務していた複数の病院でもトラブルを起こし、実質解雇に近い形で勤務先を転々としていたことも関係者から報告されています。当会のところには、既に現在の勤務先の関係者家族から報告が寄せられています。その手口は全く一緒であり、何ら反省なく同様にトラブルを引き起こしていることがわかります。このままでは、再び勤務先で問題を起こし、当該医療機関が「良質かつ適切な医療」を提供するのに大きな妨げになり、患者に不利益がもたらされることが懸念されます。

山口医師が、医師並び保険医としての資質に欠けているのは明らかです。山口医師を処分できる法的根拠が無いのは理解しますが、患者にとっては「良質かつ適切な医療」を受ける権利が侵害されています。山口医師が医療に関わる不正で有罪判決を受けた刑事事件の被告人であり、向精神薬の違法処方も確認されている医師であるということが患者に知られていないのであれば「医療に関する適切な選択」のための情報の隠蔽と表現しても過言ではありません。これは患者の知る権利、適切な選択をする権利を著しく妨げています。

関係機関への要望書3

当会の告発がもっと早く、それによって行政の適切な指導が早期に行われていたのであれば、少なくとももう一名の命が失われることもなかったかもしれないことを当会は悔やんでいます。同様の悲劇を再び繰り返さぬよう、当会は以下を早急に要望する次第です。

記

九州厚生局麻薬取締部や鹿児島県警、鹿児島地検等に確認し、山口龍郎医師の犯罪行為や医師としての資質に欠ける行為について速やかに情報収集すること。そして健康被害や患者への不利益を防ぐために、山口医師の監視や勤務先医療機関に対する指導、患者に対する情報提供などあらゆる可能な対策を講じること。

以上

第3章

人権侵害の歴史を振り返る

山口医師は突然変異ではない

本章では、なぜ山口医師のような精神科医が生まれたのかについて、歴史から考察していきます。精神医学の歴史を振り返ると、彼のような精神科医は決して突然変異などではないことがわかります。歴史上、精神障害者の人権や尊厳といったものは著しく軽視されてきました。精神医療従事者が患者を人間として扱っていたのか疑わしい時代もありました。国も精神医学関連団体もその人権侵害の歴史に真剣に向き合い、検証するという過程を経ないまま現在に至っているため、その悪しき風習や偏見が現在にまで続いています。

分不相応な強大な権力を手にした人物が勘違いして暴走する、というのはどこでもいつの時代でもよくある話です。会社や地域といったグループ単位から国家単位まで、それらの惨事を経験して学習し、今後そのようなことが起こらないように決まりを設け、防止する仕組みを整えていくものです。そうやってグループや社会は成熟していきます。

ところが、日本の精神医療業界は、成熟はおろか自主的に改善に向かう気配すらありません。精神科医（とくに精神保健指定医）は、他人の人権を恣意的に制限できるという特殊で強大な権限を与えられます。しかし、その権限に見合うだけの責任と能力のある人物だけに付与されるとはかぎりません。勘違いした一部の精神科医が暴走し、権限を濫用するのは必然です。実際、今までにもさまざまな乱脈医療の実態が暴かれ、そのたびに大きな社会問題となりましたが、虐待や不正にまみれた事件の構造や本質は昔から現在まで何も変わっていないのです。つまり、それを許す土壌があるのです。

繰り返しますが、山口医師は決して突然変異ではありません。そのような土壌だからこそ生まれ育ってきたのです。患者の人権が尊重され、権限の濫用や患者の搾取が決して許されないような環境であれば、山口医師のような精神科医は生まれません。実際、患者に手を出す精神科医は山口医師だけではありません。単に知られていないだけです。私のところにもさまざまな事例が報告されています。表になっている事件も信じがたいものばかりです。当時一五歳の女性患者に「産婦人科の検診をしないと退院できない」などと嘘を言ってわいせつ行為に及んだ精神科医の実刑判決が二〇一八年一一月三〇日に確定しています。

事件そのものよりもその背景に驚かされる事例もあります。二〇一三年五月三〇日、患者への準強制わいせつの罪に問われた精神科クリニック院長に対する奇妙な判決が東京地裁で下されました。裁判官は「被害者が心理的に抵抗できない、医師と患者の関係を利用した卑劣な犯行」と述べた一方で、院長が犯行当時、統合失調症の心神耗弱状態だったと認定しました。犯行は単発ではなく、二〇一〇年八月から一二年二月にかけて四人の患者に対して行われていました。つまり、心神耗弱状態で少なくとも一年半診療を続けてきたことになります。責任能力が限定された、自分自身が病気の精神科医が院長を務め、立場を利用して女性患者にわいせつ行為をしていたのです。もはや意味がわかりません。そんなことが可能であったこと自体が異常です。

強制不妊手術と隔離収容

具体的な人権侵害の歴史を取り上げましょう。おぞましい歴史はいくらでもありますが、皆さまにとってもわかりやすい例は障害者に対する優生手術（強制不妊手術）でしょう。本人の意に反して子どもを産めなくした手術は、今や非人道的とされ、それを合法化した旧優生保護法そのものを違憲とする判決も出ています。二〇一八年から強制不妊手術問題に焦点があたり、たびたび報道で取り上げられるようになりました。そこで初めて実態を知り、驚いた方も多いと思います。しかし、報道からはなかなか伝わってこない隠された歴史があります。

恐らく多くの方々が、重度な知的障害の女性の妊娠を防止するためのやむをえない手術だったというイメージをもっているかもしれません。しかし、実はそのイメージは実態とずれがあります。優生手術の対象は大半が精神障害者だったからです。精神分裂病（現在は統合失調症に名称変更）などの精神障害は遺伝性とされ、その遺伝を防止するための手段として強制不妊手術が用いられたのです。もちろん精神障害が遺伝するという科学的根拠は今でもありませんが、専門家による誤った主張が政策として取り入れられた結果、精神障害者に対する偏見が一気に広がったのです。

一九九六年までこの強制不妊手術が合法であったということは驚くべきことでしょう。被害者への補償を定めたいわゆる強制不妊救済法が成立したのは、そこからさらに二〇年以上経った二〇一九年四月二四日のことでした。あまりにも遅れた対応ですが、これで強制不妊手術問題はようやく解決に向かうことができる……と思ったら大間違いです。

そもそも強制不妊（断種）というのは、あくまでも優生思想に基づく優生上の目的を達成するための手段の一つにすぎなかったのです。その根本には、精神障害という不良な遺伝子を後世に残さないようにするという発想がありました。ここで重要なのは、その手段が断種からより効率のよい隔離収容へとシフトしていったということです。この事実はほとんど世間に認識されていません。日本の精神病床（精神科の入院ベッド数）は一九五〇年に一万八千床でしたが、一九六九年には約二五万床へと激増しました。一方、強制不妊手術の件数は一九五〇年代半ばでピークを迎え、そこから減少していきました。

精神障害者を隔離収容するための精神科病院がこの時期に乱立した背景には、私立精神病院経営者らが結束して一九四九年につくられた日本精神病院協会（現在は公益社団法人日本精神科病院協会）の強力なロビー活動がありました。その初代理事長の植松七九郎《しちくろう》は、その著書『精神医学』（文光堂、一九四八年、三五九頁）において、精神病者に対する優生的処置（結婚制限、避妊、隔離、断種）の中では、施設への隔離収容が「最も効果的な方法」と述べています。

精神障害者と同じく、遺伝性の病気でないにもかかわらず、強制不妊の対象とされ、差別的な隔離収容政策によって苦しめられてきたのがハンセン病患者です。すでに国は二〇〇一年に隔離収容政策の誤りを認め、謝罪していましたが、二〇一九年七月一二日にはさらに画期的な出来事がありました。ハンセン病元患者の家族が受けた差別被害に対しても国はその責任を認め、謝罪したのです。

一方、精神障害者に対する隔離収容政策は今もなお事実上続いています。政府も病院関係者もそこから転換して地域移行が進んでいると主張していますが、それは表面的な見せかけにすぎません。長期入院患者はまだまだ多く、平均入院日数が減っているのはあくまでも経営上の問題であり、牧畜型（患者を長期収容し固定資産化することで収益を上げるモデル）から、回転ドア型（高額な診療報酬が得られる短期入院を繰り返すモデル）にビジネス形態がシフトしただけです。地域移行と称しながら同じ医療法人が運営する精神科病院の施設もしくは借り上げ住居の間を行き来させる例もあり、精神科病院を中心とした囲い込みの範囲が広がっただけで本質が変わったわけではありません。

地域住民の理解がないから地域移行が進まないという言い訳も聞かれますが、元をただすと精神障害者を「常に平和と文化との妨害者」（一九四九年日本精神病院協会設立趣意書より）とみなし、精神障害者が遺伝すると根拠のない偏見を広げたのは精神医療関係者であり、その主張を受け入れて政策としたのは政府です。市民に偏見が広がったのは当然と言えます。その責任について一切検証しないまま市民の無知のみを非難するのは道理に合いません。被害の規模はとてつもなく大きいにもかかわらず、精神障害者に対する差別的な隔離収容政策について、ハンセン病患者やその家族が起こしたような国家賠償請求運動はほとんど起きていません。

この状況を象徴するのは、二〇一九年七月二四日の安倍首相の動きでした。当日の午前、首相は官邸でハンセン病家族訴訟の原告らと初めて面会し「政府を代表して心から深くおわび申し上げます」と謝罪しました。その後、山梨県の別荘に向かった首相は、日本精神科病院協会の山崎学会長と会食をし、翌日一緒にゴルフを楽しみました。山崎学氏と言えば、協会の機関誌（二〇一八年五月号）に「精神科医にも拳銃を持たせてくれ」という部下の医師の意見を引用した巻頭言を寄稿し、物議を醸した人物です。結局のところ、設立趣意書に示された思想はそのまま受け継がれており、政権に近い立ち位置も昔から変わらないということです。

優生政策としての強制不妊手術から強制収容へとシフトした日本の精神医療の歴史

優生政策としての強制不妊手術から強制収容へとシフトした日本の精神医療の歴史を以下のとおり、表にまとめました。

一八八六（年）	ドイツ留学から帰国した榊俶《はじめ》が東京帝国大学初代精神病学教授となり、日本の精神医学が始まった。
一九〇一	オーストリアとドイツの留学から帰国した呉秀三《くれしゅうぞう》が同大学精神病学教授に就任。呉はドイツでエミール・クレペリンについて学び、日本ではクレペリンの精神医学が主流となった。
一九三〇	日本民族衛生学会が設立された。ミュンヘン大学でクレペリンから学んだ東京大学精神病学教授三宅鑛一《こういち》、同講師の吉益脩夫《よしますしゅうふ》らも主要なメンバーに名を連ねた。

一九三八	日本学術振興会が第二六（優生遺伝）小委員会をつくり、三宅鑛一を委員長、吉益脩夫、内村祐之《ゆうし》、植松七九郎らを委員に委託した。三宅は当時東大名誉教授で、後任の教授はドイツ精神医学研究所で学んだ内村が務めていた。内村は、それ以降大規模な精神病の遺伝調査を各地で実施する。その際、ナチス精神医療の中心人物であったリュディン（クレペリンの弟子）の精神病遺伝研究手法が用いられた。
一九三八	厚生省予防局優生課内で上記精神科医らを交えた民族衛生協議会が二度開催され、民族衛生研究会が設立された。同研究会はドイツの人種衛生学の強い影響を受けていた。
一九四〇	ナチス断種法をモデルとした国民優生法が成立。
一九四八	強制不妊手術を強化する旧優生保護法が成立。
一九四九	私立精神病院経営者らが結束し日本精神病院協会が発足。設立趣意書では精神病院を「**常に平和と文化との妨害者である精神障害者に対する文化的施設の一環**」と表現。初代理事長の植松七九郎は前年の著書『精神医学』（文光堂、一九四八年）において、精神病者に対する優生的処置（結婚制限、避妊、隔離、断種）の中では、**施設への隔離収容が「最も有効な方法」**だとし、無能力者、反社会的人格者等を収容、保護、治療することで「優生学的の目的が達せられるのはいわば一石二鳥」と述べた。
一九五〇	精神衛生法が成立。日本精神病院協会初代理事長の植松七九郎と二代目理事長の金子準二が同法の草案に関わり、同協会顧問であった中山壽彦《としひこ》参議院議員が中心となる議員立法の手続きを経て制定された。これによって精神病院院長の権限が強化され、強制入院や強制不妊手術が促進された。 日本精神衛生会が発足。初代理事長は当時日本精神神経学会理事長も務めていた内村祐之。

一九五二	旧優生保護法改正。「非遺伝性の精神病または精神薄弱者」も強制不妊の対象となった。
一九五三	日本精神衛生会理事長内村と日本精神病院協会理事長金子が連名で厚生省に陳情を出す。**「精神障害者の遺伝を防止するため優生手術の実施を促進せしむる財政措置を講ずること」**や精神病床の増床等を要望した。
一九五四	国が精神病院開設国庫補助制度を設けた。
一九五八	厚生省事務次官通知により、精神科の人員は一般診療科に対して、医師数は約三分の一、看護師数は約三分の二を基準とする特例基準が認められた（**精神科特例**）。それによって精神病院は人件費を抑えた運営が可能となった。
一九六〇	医療金融公庫法が施行され、民間医療機関への長期低利融資が始まった。日本精神病院協会の陳情どおり、精神病院開設を促進する一連の政策が次々と実現された結果、一九五〇年に一万八千床だった精神病床は一九六九年には約二五万床となり、精神障害者に対する強制不妊手術から隔離収容へと一気にシフトした。

隔離収容からクリニック乱立へのシフト

精神病床の急増以降、日本は世界一の精神病院大国となり、実質的に精神病院天国でした。高額納税者公示制度に基づくいわゆる「長者番付」において、精神病院の経営者の名前が上位にランクインすることも珍しくはありませんでした。しかし、一九八〇年代から入院患者を虐待し、不正に利益を得る悪徳精神病院の存在がクローズアップされるようになってきました。九〇年代にも虐待や違法行為が横行する精神病院の摘発が相次ぎ、国内外からの強烈な批判にさらされた日本の精神医療は、その形態や戦略を変えざるをえなくなりました。

折しも、アメリカを中心に広がってきた精神医療業界変革の大きなうねりがまさに日本を直撃するタイミングでした。アメリカ精神医学会は一九八〇年に精神障害の診断統計マニュアル第三版（DSM-Ⅲ）を発刊しましたが、そこから原因を問わずチェックリストに該当する症状が一定数以上当てはまれば診断を下すという手法が導入されました。この手法は機械的なマニュアル診断を臨床現場にもたらし、精神障害がカジュアル化されるようになりました。

このDSMは製薬企業と大変相性がよいものでした。精神医療業界にとっても製薬業界にとっても顧客の対象が広がれば広がるだけ都合がよかったのです。顧客ターゲットは、重篤な精神症状を示す人々からちょっとした不調を訴える一般市民へと移り、市場開拓のために製薬マネーを資本とする大規模な宣伝普及キャンペーンが展開されるようになりました。それを象徴するのが一九八八年に販売開始されたプロザックという抗うつ薬の世界的大ヒットです。

日本ではプロザックが販売されることはありませんでしたが、同じタイプの新世代抗うつ薬が一九九九年より販売開始されました。その際、日本人の感性に合わせたマーケティング手法が用いられました。うつ病を心の問題ではなく脳の病気だと位置づけ（実はうつ病が脳の病気と証明されたことはいまだない）、製薬会社から金銭を受け取っていた一部の権威的な精神科医が新型抗うつ薬の効果を誇張し、副作用を矮小化する発言を繰り返しました。「うつは心の風邪」というキャッチフレーズとともにうつ病キャンペーンは成功を収め、抗うつ薬の売り上げは急増しました。

このようなアメリカ型の精神医療のうねりは、隔離収容に特化した形態が批判にさらされていた日本の精神医療にとって渡りに舟だったのです。活路を病院ではなく診療所、すなわちクリニックへと見出した精神科医たちは次々と開業していきました。その際、ストレートに精神科を前面に出す院名ではなく、「メンタルクリニック」「心のクリニック」という敷居の低い名称が多用されました。一九九六年より標榜が許された「心療内科」は、本来の用途ではなく精神科の隠れ蓑として使われ、似非心療内科が大量生産されました。本来精神科と心療内科は別物であり、本物の心療内科医にとって非常に迷惑な話だったことでしょう。

日本は医師免許があれば、麻酔科等一部例外を除き何科でも標榜できるため、専門的な臨床経験もない医師がいきなり精神科クリニックを開業することも可能です。少し前まで産婦人科や皮膚科をやっていた医師が、突如精神科クリックを開業することも普通にあります。調剤薬局がすでに箱（精神科クリニックの建物とそれに隣接する調剤薬局）を準備し、お膳立てされた精神科クリニック院長の席にそのまま座るという形で開業するパターンもあります。

精神科・心療内科を標榜するクリニックがいかに急増したのかは図7（一七二頁参照）のグラフで理解できることと思います。精神科の開業は他科と比べても初期投資が少なくてもよいという特徴があります。極端な話、机と部屋さえあれば開業できてしまいます。高額な検査機器を準備しなくてもよいからです。そして訴訟リスクが少ないというのも開業する側にとっては大きな魅力です。

図7　全国の精神科および心療内科の診療所数（重複計上）

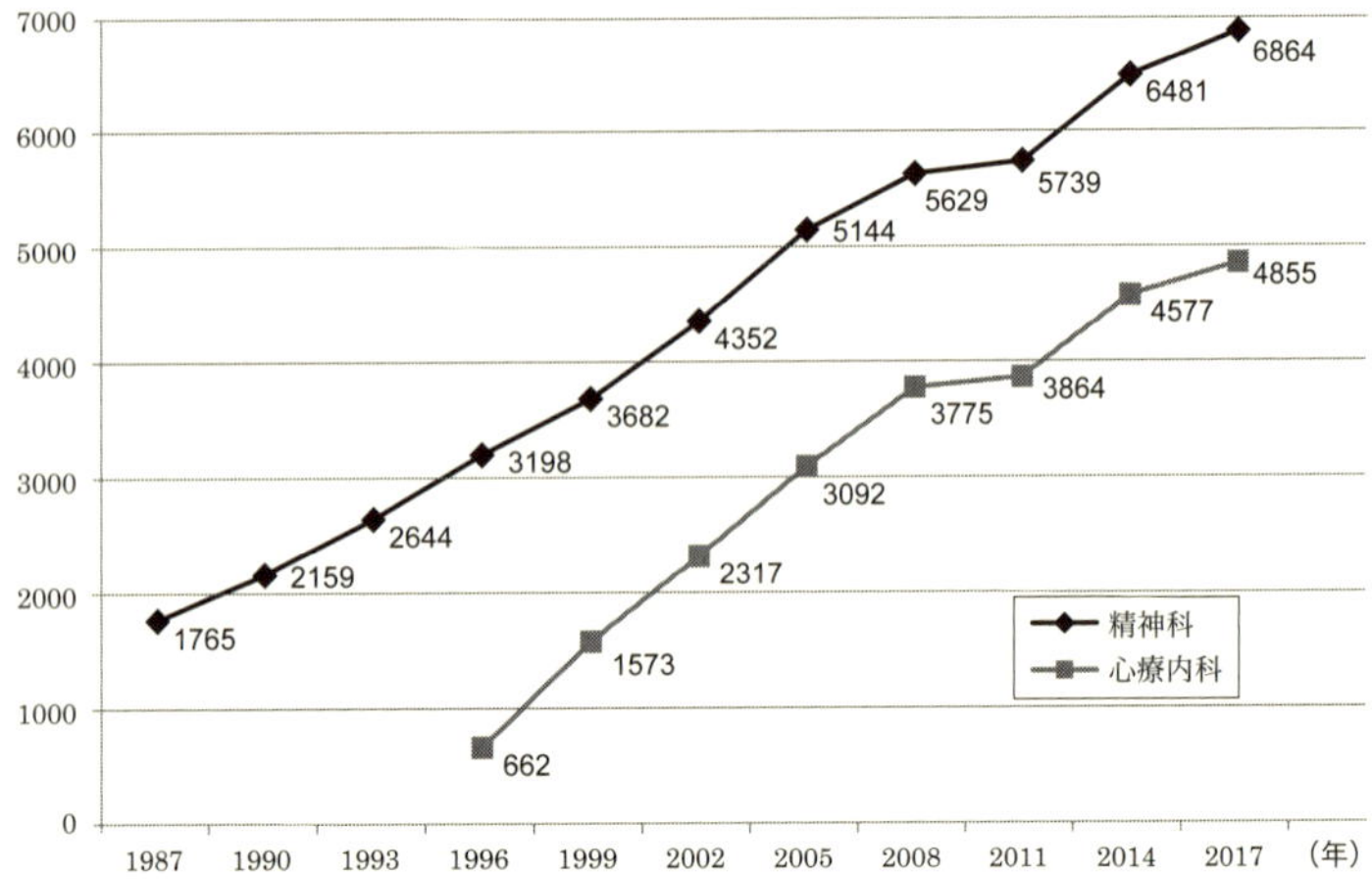

参考資料：厚生労働省「医療施設調査」

他科の場合、誤診や不適切治療による健康被害が生じた場合、大きな問題となりますが、精神科の場合はそもそも明確な基準や客観的診断手法が存在しないため、いくらでもごまかせてしまいます。要するに、能力の低い連中でも開業できてしまうのです。

　ここで重要なのは、クリニックの質など何ら保証されていないという事実です。皆さんは保健所などの行政機関がある程度の質を保つように監視していると思い込んでいるかもしれません。しかし、行政が指導できるのは施設基準など形式・形態についてが主であり、治療の中身など医師の裁量権にまで踏み込むことはできません。平成二五年六月一二日衆議院厚生労働委員会議事録には、脳外科医である宮沢隆仁議員（日本維新の会）がメンタルクリニックの質の問題について取り上げ、それに政府参考人である厚生労働省医政局長が答弁している様子が記録されています。そのくだりを紹介します。

○宮沢（隆）委員

私も医者なんですけれども、脳外科という仕事をやっていまして、同じ脳を扱う医者ではあるんですが、そのキャラクターとかビヘービアというのは、精神科の医者やほかの医者とも大分違います。だから、イントロダクションとして、脳外科医が精神疾患とかかわる状況というのをちょっとお話しいたしますと、例えば、私が若いころ、大学病院にいたころの話ですけれども、脳腫瘍とかあるいは慢性硬膜下血腫とか、我々はいわゆる器質的疾患と言うんですけれども、要するに手術すれば治るような病気、そういうのがあるのに精神科に入院させられている患者さんが結構、まあ、結構はいないいんですけれども、たまにいるんですね。昔の話ですけれども、なぜかCTとかMRIとかという検査もやっていないということがありまして、精神科の病棟へ呼ばれてそこで診断して、脳外科病棟へ連れてきて手術して治って帰るというのがしばしばありました。

だから、それはまた別の問題なんですけれども、それは精神科の業界でちょっと改善していただければなというのも一つの感想です。

それから、脳に作用する薬は脳外科医ももちろん使います。使うんですが、基本的に、トランキライザー（主に抗不安薬を指す）という、いわゆる向精神薬というのは脳外科医は嫌いです。なぜかといいますと、そういう薬が入っていると、本来の精神状態というのはどういう状態かというのがわからなくなっちゃうんですね。ですから、もし、例えば脳腫瘍があって脳外科病棟に入院してきて、もともと、うつとかいろいろな病気でそういうトランキライザー系統の薬を飲んでいる人は、もう片っ端から切ります（減・断薬する意）。その中でおもしろい現象があるんですけれども、切っていくと何かよくなっていく患者さんがいるんですね。よくなって、ありがとうございますと変なお礼を言われたりすることがあるわけです。

実は外来でも同じ現象がありまして、脳外科というのはやはり脳とつくだけに、何か頭の問題、精神状態が不安定とかいろいろあると、皆さんなぜか来るんですね。そうすると、僕らも精神科の患者さんをしばしば診ざるを得ない状況になるんです。その中でも、やはり、どこかの何とかクリニックとか、あるいはちゃんとした精神科病院でもあるんですけれども、何か山ほど薬を出されている患者さんがいるんですね。トランキライザーは我々嫌いですので、本当にこれが必要なのかなという、まず疑いの目から入るんです。

それで、いきなり切ると危険というのはわかっていますので、外来へ通いながら、精神科の患者さんはもちろん精神科に戻しますけれども、脳外科で診る必要があって診ている患者さんは少しずつ薬を切っていったりするんですね。そうすると、やはりよくなって、頭がすっきりしたとかという患者さんが結構います。

後でメンタルクリニックの問題点についてはちょっと触れますけれども、日常、脳外科医というのはそんな経験をしているわけです。

（中略）

ここにある心療内科という科が、私は全部が悪いとは思っていないんですが、ただ、実際、ちょっと怪しいなというメンタルクリニックは私自身も経験しています。正直申しますと、脳外科医、要するに、手術をリタイアした脳外科医がやたらにトランキライザー、向精神薬を出しているケースがあるんですね。私の仲間にも実はいるんです。けんかしたこともありますし、注意したこともあるんですが。

そこで、ここでちょっと、一人でしゃべっていてもしようがないので、厚生労働省にお聞きしたいんですけれども、そういうメンタルクリニックのいわゆる質とか、あるいは、そこのクリニックにいるお医者さんがどういうタイプの医者でどういう経験をしてきたかとかというのを把握できるようなデータというのはありますでしょうか。どなたかよろしくお願いします。

○原徳壽《のりひろ》厚生労働省医政局長

お答えいたします。

メンタルクリニックというその言い方自体がどの範囲を指すのかというのが非常に難しいと

思います。そういう意味では、標榜しておられる診療科として、精神科であるとか心療内科、あるいは神経内科というような言葉もあると思いますが、そういうような標榜しておられる医療機関の数は数えることはできるかと思います。今現在、手持ちでは数字はございませんけれども。

○宮沢（隆）委員

結局、そこにいるドクターの質がいいとか悪いとかというのは把握できないと理解していいですか。いや、それでよければいいです。実際、難しいと思います。

さて、かつて質の低い精神病院が乱立し、多くの患者の命と健康、尊厳が踏みにじられた時代がありました。しかしそれは決して過去の遠い出来事ではありません。単に表面的な形態が変わっただけで、その本質は変わることなく同じ問題が繰り返されているのです。

確かに、門外漢がいきなり精神医療業界に参入し、その質を著しく落としたという側面があったのは事実です。しかし、精神保健指定医や専門医の資格をもっている精神科医であれば安心かというと決してそういうわけではありません。むしろ、生え抜きの精神科医こそ極端な多剤大量処方をし、躊躇なく不正に手を染めている事例をたくさん見てきました。山口医師もぽっと出の精神科医ではなく、すでに説明しているとおり精神保健指定医と専門医、指導医の資格をもつ立派な「専門家」です。

また、精神保健指定医の資格不正取得を巡り、組織的な不正が聖マリアンナ医大で発覚した二〇一五年以降、厚生労働省が調査対象を広げた結果一〇〇人以上の精神科医が処分される前代未聞の事件も起きています。精神保健指定医は強制入院や身体拘束、隔離といった強制治療を指示することができ、裁判所を介さずに他人の人権を制限・剥奪する強大な権限を有しています。それに見合うだけの能力と責任がなければその強大な権限は濫用されてしまう恐れがあるため、精神保健指定医に人権意識や順法精神が求められるのは当然のことです。その資格すら不正であったというのは非常に恐ろしいことです。もはやごく一部の不届き者の問題と切り捨てることはできない規模の話であり、業界自体に問題があるとみなさざるをえません。

精神医学の検証が共生社会の扉を開く

歴史を振り返ると、精神医療現場では常に人権が軽視されてきたことがわかります。現在はよくなったと言っても、それはあくまでも悲惨な過去と比較した相対的な改善にすぎません。精神科の敷居が下がり、カジュアル化され、人々にとって身近な存在となるにつれ、今までになかった新たな問題も発生しています。その現象の一部がうつ病バブルであり、発達障害バブルです。また、精神障害者に対する差別・偏見は解消されたわけではなく、むしろ助長されている側面もあります。

精神医療現場での虐待や不正はなくなることなく、手口が巧妙化することで見えにくくなっています。

表面的な改善が見られても、人権を軽視する体質そのものはほとんど変わりがないのはなぜでしょうか。命や尊厳、人権が軽視された歴史を検証し、反省し、そこから決別するというステップが踏まれていないことがその原因です。繰り返しますが、精神障害者を危険分子とみなし、精神障害が遺伝するという誤った情報を流布し、不良な遺伝子を子孫に残さないよう結婚制限や隔離収容、強制不妊等を正当化してきたのは精神医学会・関連団体であり、その思想を鵜呑みにして政策にしたのは政府です。

地域や社会の無理解や偏見が精神障害者の社会復帰を妨げていると嘆く精神医療従事者や役人がいます。それはそのとおりですが、その原因を一般市民のみに押しつけるのは理不尽というものです。学校の教師が率先して特定の生徒をいじめ、学校中にその生徒をいじめてもよいという雰囲気ができあがり、ひどいいじめが起きていたとします。いじめが学校を越えて大きな社会問題になるや、首謀者ともいえる教師が自分を棚に上げ「お前ら、いじめを止めろ！」といじめている生徒らを叱りだしたらいかがでしょうか。そんな教師から注意されて心を入れ替える生徒などいるでしょうか。

このいじめ問題の例では、公の場で教師が自分の非を認め、被害者に謝罪し、学校をあげていじめをなくすと誓いを立てないかぎり、決していじめがなくなることはないでしょう。往々にして、いじめ加害者は、自分たちが加害者であるという自覚はありません。普通のこと、当然のことと思っています。ましてや「お上」がそれを認めているのであれば、悪いという認識をもたないのが通常です。だから、もはやその認識や価値観は受け入れられないという強い合意を新たに築き上げる必要があるのです。

そういう意味では、二〇一九年四月二四日に成立した「旧優生保護法に基づく優生手術等を受けた者に対する一時金の支給等に関する法律」（通称強制不妊手術救済法）は意味のあるものでした。その前文は以下のとおりです。

昭和二十三年制定の旧優生保護法に基づき、あるいは旧優生保護法の存在を背景として、多くの方々が、特定の疾病や障害を有すること等を理由に、平成八年に旧優生保護法に定められていた優生手術に関する規定が削除されるまでの間において生殖を不能にする手術または放射線の照射を受けることを強いられ、心身に多大な苦痛を受けてきた。

このことに対して、われわれは、それぞれの立場において、真に反省し、心から深くおわびする。

今後、これらの方々の名誉と尊厳が重んぜられるとともに、このような事態を二度と繰り返すことのないよう、すべての国民が疾病や障害の有無によって分け隔てられることなく相互に人格と個性を尊重し合いながら共生する社会の実現に向けて、努力を尽くす決意を新たにするものである。

ここに、国がこの問題に誠実に対応していく立場にあることを深く自覚し、この法律を制定する。

そして、第二十一条に以下のように示されています。

第二十一条　国は、特定の疾病や障害を有すること等を理由として生殖を不能にする手術又は放射線の照射を受けることを強いられるような事態を二度と繰り返すことのないよう、全ての国民が疾病や障害の有無によって分け隔てられることなく相互に人格と個性を尊重し合いながら共生する社会の実現に資する観点から、旧優生保護法に基づく優生手術等（第二条第二項各号に掲げる者に係る生殖を不能にする手術又は放射線の照射をいう。）に関する調査その他の措置を講ずるものとする。

この法律の価値は、この二十一条をどれだけ真摯に実行するかにかかっています。ここに出てくる「国」とは行政ではなく国会のことを指すそうですが、国会がこの調査をおざなりにするのであれば意味がないどころではありません。被害者に（不十分な）金を払って終わりとなり、過去に向き合うことで現在の状況を改善するチャンスを永遠に失うことになります。

本当に共生社会を実現したいのであれば、あくまで手段の一部にしかすぎない優生手術のみを検証しても不十分です。優生思想の実践そのものであったドイツ精神医学をそのまま取り込んだ日本の精神医学が、いかにして優生手術や隔離収容をもたらしたのか、そしてそれが現在にどのように影響を残しているのかを徹底的に検証する必要があります（図8〈一八二頁〉参照）。

他人事の精神科医たち

不十分とはいえようやく反省の姿勢を見せ、過去を検証しようとする政府に対し、もう一方の加害者である精神医学会、精神医学関連団体の動きは非常に緩慢です。というよりも完全に他人事です。加担者側の当事者でありながら一切検証するような様子が見られなかったことから、私は二〇一八年五月に日本最大の精神医学会である日本精神神経学会に要望書を、同年一一月に日本精神衛生会に対して公開質問状を送るなど、関連団体に検証を求めました。

市民団体や報道等に突き上げられ重い腰を上げた関連団体は、ようやく検証を開始することにしました。二〇一九年一月六日の毎日新聞では「精神学会　自己検証へ」「強制不妊の実態解明」という記事が一面と三面を飾る大きなニュースとなりました。

二〇一九年六月二〇日から二二日にかけて新潟で開かれた日本精神神経学会第一一五回学術総会では「旧優生保護法と精神科医療を検証する」と題したシンポジウムが開催されました。主要な精神医学会として初めて強制不妊手術問題に立ち向かったかのように見えましたが、何ら真新しいも

図8　ドイツおよび日本の精神医学の中心人物がもたらした影響

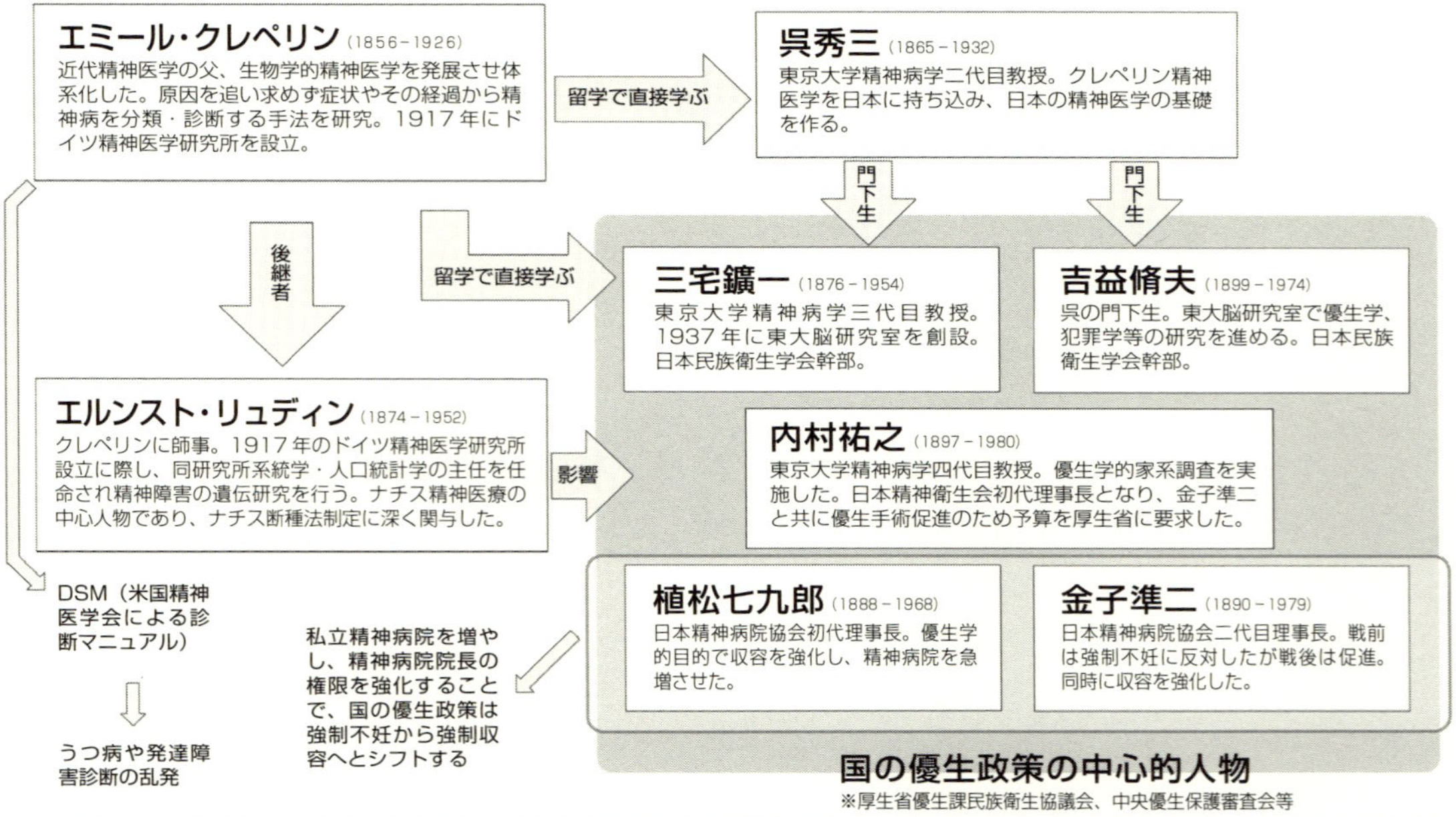
エミール・クレペリン (1856–1926)
近代精神医学の父、生物学的精神医学を発展させ体系化した。原因を追い求めず症状やその経過から精神病を分類・診断する手法を研究。1917年にドイツ精神医学研究所を設立。
留学で直接学ぶ
呉秀三 (1865–1932)
東京大学精神病学二代目教授。クレペリン精神医学を日本に持ち込み、日本の精神医学の基礎を作る。
門下生
門下生
後継者
留学で直接学ぶ
三宅鑛一 (1876–1954)
東京大学精神病学三代目教授。1937年に東大脳研究室を創設。日本民族衛生学会幹部。
吉益脩夫 (1899–1974)
呉の門下生。東大脳研究室で優生学、犯罪学等の研究を進める。日本民族衛生学会幹部。
エルンスト・リュディン (1874–1952)
クレペリンに師事。1917年のドイツ精神医学研究所設立に際し、同研究所系統学・人口統計学の主任を任命され精神障害の遺伝研究を行う。ナチス精神医療の中心人物であり、ナチス断種法制定に深く関与した。
影響
内村祐之 (1897–1980)
東京大学精神病学四代目教授。優生学的家系調査を実施した。日本精神衛生会初代理事長となり、金子準二と共に優生手術促進のため予算を厚生省に要求した。
DSM（米国精神医学会による診断マニュアル）
うつ病や発達障害診断の乱発
私立精神病院を増やし、精神病院院長の権限を強化することで、国の優生政策は強制不妊から強制収容へとシフトする
植松七九郎 (1888–1968)
日本精神病院協会初代理事長。優生学的目的で収容を強化し、精神病院を急増させた。
金子準二 (1890–1979)
日本精神病院協会二代目理事長。戦前は強制不妊に反対したが戦後は促進。同時に収容を強化した。
国の優生政策の中心的人物
※厚生省優生課民族衛生協議会、中央優生保護審査会等

現在の日本の状況：世界一の精神病院大国（増えつづける強制入院、拘束、死亡）、発達障害バブル

のはありませんでした。強制不妊手術について「精神科医療が深く関わっていたことは否定しようがない」と認めながら、結局ほとんど実態がわかっておらず、とても検証というレベルのものではありませんでした。

同シンポジウムに登壇した岡田靖雄氏（精神科医療史研究の第一人者）のレジュメには「加担したものとしてまずお詫び（存命二〇〇名ぐらいの加担精神科医にとって、それは義務としての日常業務の一つであった）」と書かれてありました。岡田氏は二〇一八年三月三日に開かれた日本精神衛生会主催のメンタルヘルスの集いイベントに登壇した際、「僕よりちょっと下の世代までかなり関わっているはずですが誰も声をあげないので、僕が時の人みたいに新聞に取り上げられたけど」と発言しています。岡田氏は松沢病院勤務時に一件の申請に関わっただけであり、もっと深く関わっていたはずの精神科医が一切口をつぐんだままなのです。そしてそれを積極的に解明しようとするわけでもない学会や関連団体の姿勢が、ますます共生社会への扉を自ら閉ざしているのです。

対照的なのはドイツの精神医学会（ドイツ精神医学精神療法神経学会）の検証です。二〇一〇年一一月の年次総会において、障害者に対する強制不妊や大量抹殺など過去の非人道的行為について謝罪表明をしました。公式謝罪後も第三者を交えて検証を続け、その悲惨な歴史を繰り返さぬよう、当時の関連資料や写真等を用いた展示会を国内のみならず日本を含む国外で開催する徹底ぶりでした。これによってドイツは過去の非人道的な価値観や実践と決別し、共生社会への扉を開いています。

ただし、ドイツ精神学会が検証と謝罪に戦後七〇年もかけてしまった背景には、関係者が存命の間は検証しづらかったことや、真相解明を求める市民の声等の外部からの圧力があったことがあげられます。つまり、必ずしも自浄作用が働いて自主的に検証に至ったわけではないのです。そういう意味では日本も可能性がないわけではありません。法律の後押しもある以上、国とともに今からでも徹底した検証は可能なはずです。

精神医学会や現役の精神医療従事者がそれを積極的に求めないのであれば、われわれ一般市民が求めるしかありません。共生社会は単なる理念ではなく実現させるものです。それには検証というステップが不可欠です。

第4章 被害を防ぐために

防犯意識の重要性

さて、突然ですが、皆さんは昨日出かけたときに扉や窓の鍵を閉めたでしょうか。よほど治安のよい田舎に住んでいるのではないかぎり、通常は施錠してから留守にすることと思います。でもなぜわざわざ鍵を閉める必要があるのでしょうか。それは、空き巣や強盗の被害に遭うことを未然に防ぐためでしょう。つまり、そのような被害が起きているという認識があり、それに対する防衛の手段を取っているということです。

確かに、世の中には犯罪に手を染めない善良な人々のほうが多いでしょう。しかし、一部の人が法を犯し、他人に危害を加えているのは事実です。人間の善良さを信じるのはよいことかもしれませんが、防犯意識、防衛手段がなければ痛い目に遭うというのがこの世の現実です。

しかし、精神科領域において、この点は完全に無視されています。問題ある精神科医が存在するという事実が半ば意図的に隠されているからです。実際のところ、メンタルヘルスの問題を取り上げる報道も、メンタルヘルス対策を進める行政も、必ず結論として「早期に専門家にかかる」ことをあげていますが、ヤブ精神科医に当たって深刻な健康被害に遭う可能性について言及するものは一切見当たりません。

これは、損するリスクをまったく説明せずに投資を勧めるくらい、いやそれ以上に無責任なことです。お金の被害はまだ取り返しがつきますが、命や健康といったものは失ってから取り戻せません。これほどまでにリスクがあることを誰も知らせず、誰も被害について責任を取らないというのが実情です。

これまでに説明してきたとおり、あいまいであるがゆえに精神科領域には不正や人権侵害が入り込みやすい要素が多く、邪な意図をもった人々や極端に能力や意識の低い人々が集まりやすいという特徴があります。しかも、立場や知識を悪用する精神科医に対抗する手段が乏しく、ずさんな診療は患者の一生を左右しかねない大きなリスクをはらみ、行政の監視は機能していないという状況であるにもかかわらず、患者が身を守るための情報は極端に少ないのです。

一方で、私がこのような情報を発信すると必ず批判がきます。その理由を聞いてみると、たいてい「よい精神科医もいるんだ！」「薬によって救われている人もいるんだ！」等と力説されます。そういう場合、「株やFX（外国為替証拠金取引）で儲かっている人がいるという事実があるからといって、そのリスクについて情報発信してはいけないということにはならないですよね」「われわれは被害を防ぐため、いわば防犯意識を人々にもってもらうよう活動しています。本来それは行政機関や精神医療関係者自身がやるべきことであり、報道機関ももっとこの話題を報道するべきと思いますが、われわれ以外にその役割を果たしている団体はどのくらいありますか」などと説明すると、納得するか、それ以上反論してこなくなります。

私が日本支部の代表世話役を務める「市民の人権擁護の会（Citizens Commission on Human Rights）」

は、一九六九年にサイエントロジー教会と精神医学名誉教授の故トーマス・サズ博士によって設立され、いわゆる「反精神医学」団体として知られています。反精神医学という言葉で誤解されやすいのですが、われわれは精神医療従事者を全否定し、精神科医の肩書きをもった人々を無差別に攻撃するという活動をしているわけではありません。設立者であるサズ博士自身も精神科医です。われわれが否定しているのは差別的な思想と尊厳や人権を無視した実践です。

具体的には、根拠なく人々を「狂気」「病気」「障害」と分類して差別や人権剥奪を正当化することや、拷問や虐待に等しい手法で人々を無気力、従順に追い込むことを治療と称するような実践のことです。現代精神医学発祥の地であるドイツでは、精神科医によって生きる価値のある人々とない人々が根拠なく選別され、価値がないとみなされた人々は隔離収容され、断種され、抹殺されました。現在ではそこまで表立って大々的にはなされていませんが、このような思想や実践の影響は精神医療現場で随所に見られます。われわれが否定しているのは、あくまでもこのような思想や実践のことであり、それらと決別して人々の尊厳を守り、回復に導いているような精神医療従事者には敬意を抱き、ともに活動もしています。

われわれが情報発信するのは、人の知る権利、決める権利を守るためでもあります。被害に遭ってしまう一番の原因は判断に必要な情報がないということです。少なくとも日本の精神医療現場では、本当の意味でのインフォームドコンセントがなされているところはごくわずかです。患者は知ることも決めることも実質許されていないのです。われわれが人々に求めるのは、情報を知って自分で判断することです。情報を十分に知った上でわれわれの主張は採用しないという結論になるのであれば、ただ鵜呑みにされるよりも健全であり、その結論を尊重します。

死にたいのではなく生きたいから

Aさんが記者会見で話した中で忘れられない言葉があります。それは「娘は死にたいから精神科にかかったのではありません。生きたいからかかったのです」という言葉です。確かに、本当に死にたい人は自ら精神科にかかることはありません。生きたいから、何か問題や困難を解決したいからこそ精神科の門を叩くのです。たとえ死にたいという気持ちがあったとしても、躊躇しているからこそ精神科にかかったはずです。

残念なことに、精神科で治療を受けながら自ら命を絶つ人がいます。精神科で治療を受けないから自殺するのだと主張する精神科医もいますが、むしろ自殺者の中ではすでに精神科で治療を受けていた人の割合が多いことが判明しています。少なくとも受診当初は生きる意志をもっていた人が、治療を経て悪化しているということです。つまり、治療に効果がなかったどころか有害であった可能性があります。

精神科で治療を受けていた人が自殺したり事件を起こしたりすると、ほとんどの人は元々そういう病気だからそうなったと信じ込んでしまうでしょう。しかし、彼らは治療せずに悪化したというのではありません。治療の結果、治療開始時よりも悪化しているのです。そこに何らかの理由があるはずです。

ヒントはいくらでもあります。たとえば、すべての抗うつ薬の医薬品添付文書の「重要な基本的注意」という項目に以下のような記載があります。

・不安、焦燥、興奮、パニック発作、不眠、易刺激性、敵意、攻撃性、衝動性、アカシジア／精神運動不穏、軽躁、躁病等があらわれることが報告されている。また、因果関係は明らかではないが、これらの症状・行動を来した症例において、基礎疾患の悪化又は自殺念慮、自殺企図、他害行為が報告されている。患者の状態及び病態の変化を注意深く観察するとともに、これらの症状の増悪が観察された場合には、服薬量を増量せず、徐々に減量し、中止するなど適切な処置を行うこと。

・家族等に自殺念慮や自殺企図、興奮、攻撃性、易刺激性等の行動の変化及び基礎疾患悪化があらわれるリスク等について十分説明を行い、医師と緊密に連絡を取り合うよう指導すること。

つまり、うつ病を治療するはずの薬が、逆に自殺や他害行為を引き起こす可能性があるということです。何よりも重要なことは、この「重要な基本的注意」が臨床現場でほとんど守られていないということです。本人だけではなく家族等にもこれらのリスクについて十分説明を行うことが基本中の基本だと明記されているにもかかわらず、これを順守している精神科医は一体どれだけいるのでしょうか。抗うつ薬を処方された経験のある方およびその家族の方は、ぜひその薬の医薬品添付文書を確認してください。おそらく、「重要な基本的注意」すら守られていないことを知って愕然とするでしょう。

実は、精神科で薬物治療を受けてから性格が激変したという事例は珍しくありません。自殺や他害行為まで行かなくとも、やたらと攻撃的になったり金銭感覚が麻痺したりして家庭や人間関係を破綻させてしまった人の話は山ほど聞いています。薬ではなく病気のせいではないかと思う人もいるかもしれませんが、薬を服用する前にそのようなことは一切なく、薬を止めたら元の状態に戻ったという状況がある以上、薬の影響を疑うのも当然と言えるでしょう。

実際、厚生労働省は薬の副作用が生活を崩壊させる可能性を認めて注意喚起しています。二〇一八年一月一一日、厚生労働省は抗精神病薬エビリファイについて、以下の記載を医薬品添付文書の「重要な基本的注意」に追記するよう製薬会社に指示を出しました。

原疾患による可能性もあるが、本剤投与後に病的賭博（個人的生活の崩壊等の社会的に不利な結果を招くにもかかわらず、持続的にギャンブルを繰り返す状態）、病的性欲亢進、強迫性購買、暴食等の衝動制御障害があらわれたとの報告がある。衝動制御障害の症状について、あらかじめ患者及び家族等に十分に説明を行い、症状があらわれた場合には、医師に相談するよう指導すること。また、患者の状態および病態の変化を注意深く観察し、症状があらわれた場合には必要に応じて減量又は投与を中止するなど、適切な処置を行うこと。

これらの副作用は基本、単剤で想定されている点に注意する必要があります。日本の精神科医は、製造元の製薬会社や臨床試験が想定していないデタラメ処方をするという特徴があります。多剤大量処方、長期漫然処方、適応外処方などは、医薬品添付文書にも記載されていない副作用が出現する可能性があります。

薬を服用してから患者の調子が悪くなったり、性格が急激に変わってしまったりしたときに、まともな精神科医であれば真っ先に副作用を疑い、添付文書の注意どおりに薬を減量します。ところが、質の低い精神科医はそもそも副作用の説明もせず、薬の副作用を認めず、元の病気が悪化したと言い張ってさらに薬を追加し、後戻りのできない多剤大量処方へと突き進みます。もしも患者や家族が副作用について情報を知らなかったら、違和感を覚えても専門家である主治医の言葉を疑わず、そのまま破壊への道筋から抜け出せないことでしょう。

啓発・摘発・法制化

被害を予防できればそれに越したことはありません。予防こそが基本であり重要なことです。しかし、現実にはもうすでに被害は至るところで発生しています。火事が発生している横で「火の用心！」と言うだけでは決して状況が改善しないのは明らかです。

精神医療現場で被害が起きているのであれば、被害者の救済も必要ですが、誰かがその加害者に対処する必要があります。対処したあと、今後そのような加害者が取り締まられ、被害を発生させない仕組みをつくることが必要です。そのため、当会の活動は「啓発」「摘発」「法制化」の三本柱で成り立っています。

「啓発」というのは、単に防犯のための情報を発信することのみではありません。被害者は往々にして自分が被害に遭ったということを自覚していません。それが被害であると認識させなければ、被害の声が上がってこないのです。そのための啓発です。

たとえば、この書籍のテーマである、精神科主治医と患者との性的関係について考えてみましょう。現実的に、この日本では多くの精神科患者が主治医と性的関係をもっているでしょう。しかし、当事者の多くは、それが性的搾取被害であるという自覚などもっていないでしょう。だから、たとえ合意があっても不適切であるという認識をまずは広げる必要があるのです。

そのような認識が広がれば、おのずと被害の声が上がってきます。山口医師の件では、山口医師のやっていることがおかしいと私が声を上げ、それが広がったことで、初めて自分が被害に遭っていたことを理解した被害者が何人もいました。

啓発の次は摘発です。寄せられた被害の声や内部告発を受けて摘発に結びつけます。残念ながら日本には山口医師の不適切行為を取り締まる直接の法律がないため、別ルートで攻め込む必要があったのは前述したとおりです。この「摘発」のパートは、刑事処分が確定し、その後医師免許と保険医登録に関する行政処分が出るまで続きます。

三本柱の活動の中でもっとも重要なのは「法制化」です。起きてしまった被害はなかったことにできません。失われた命も戻りません。それでも、被害を教訓にし、今後に生かすことはできます。被害の声が多く集まり、摘発が相次ぎ、報道によって社会問題化すれば、同様の被害が二度と起きないようにするための法令の改正や成立も現実的になります。それが法制化のステップです。今後、私はAさんとともに精神科主治医が患者と性的関係をもつことを禁止する法令の実現に向けて動いていきます。このような動きをさらに広げていくことで、差別を引き起こし、不当に人権を奪うようなあらゆる実践に規制をかけていくことを目指します。

メンタルヘルスケアの基本は人権

では、今後日本の精神医療、そしてメンタルヘルスはどのような方向を目指すべきなのでしょうか。実は、すでに国際的なスタンダードは示されています。二〇一八年九月一〇～二八日に開催された第三九回国連人権理事会において、メンタルヘルスと人権についてまとめた国連人権高等弁務官の年次報告が取り上げられました。その要約には「国際連合人権委員会決議36／13に従い、人権とメンタルヘルスに関する協議が二〇一八年五月一四、一五日にジュネーブで開催された。参加者は人権問題としてメンタルヘルスについて議論し、差別やスティグマ、暴力、強制、虐待と闘うためのシステム全体規模の戦略と人権に基づいたサービスによって状況は改善しうると同意した。この報告書はその議論の要約と協議の結論と勧告が含まれている」（仮訳）と記されています。

その内容は驚くべきものでした。人権が保障されたケアこそ効果があり、人権を制限・剥奪する強制治療が有害であることが再三にわたって強調されていました。その主張がどれだけ強いものであるかを理解するために、以下抜粋します。

46. 締約国は、全てのメンタルヘルスケアとサービスを含む、あらゆるヘルスケアとサービスが自由とインフォームドコンセントに基づくことを確かにするとともに、実際の機能障害や機能障害と考えられているものを修正することを目的とした強制入院や強制施設入所、身体拘束、精神外科手術、強制投薬、その他強制的な手段等の強制的な介入（第三者による同意や承認によるものも含む）を許可するような法規定や方針が撤廃されることを確かにするべきである。締約国は、これらの実践が拷問あるいは残酷、非人道的、品位を傷つける治療や罰であり、メンタルヘルスサービスの利用者やメンタルヘルスの問題を抱える人々、心理社会的な障害を抱える人々に対する差別に等しいと認識し、見直すべきである……（略）

これはまさに強制治療全否定というレベルです。これに従うとなると、強制入院や身体拘束、隔離を認めている日本の精神保健福祉法も撤廃しなければならないということになります。一方、日本の強制治療はむしろここ最近で急増しています。身体拘束、隔離、強制入院はすべて右肩上がりであり、死亡退院患者数も増加しています。国際的なメンタルヘルスケアのスタンダードと比較するとあまりにもかけ離れています（図9・図10・図11参照）。

別段、国連が急激に方針を切り替えたというわけでもありません。国連は一九九一年に「精神疾患を有する者の保護及びメンタルヘルスケアの改善のための諸原則」を採択し、そこから外れている日本に対して散々勧告を出してきた経緯があります。その時点で周回遅れであった日本は、その構造を根本から変えることができないまま、逆に悪化を招く事態に陥りました。一方、単科精神科病院をなくしたイタリアの取り組みや、薬や強制ではなく対話を中心としたケアで成果を上げている北欧の取り組み等が注目され、自由や自己決定こそが回復につながり、そのために人権に基づいたケアが有効であるという認識が広がりました。そこから取り残され、むしろ後退すらしている日本は、まさに二周以上の周回遅れとなっているのです。

これは入院施設に限った話ではありません。外来であっても、インフォームドコンセントの徹底が求められます。「いちいち副作用を説明したら時間がかかるし誰も薬を飲んでくれなくなる」と何ら悪びれることなく公言する精神科医がいるのが日本です。実際、多くの精神科医がそう思って

図9　精神科病院における行動制限の数（各年6月30日一日の実数）

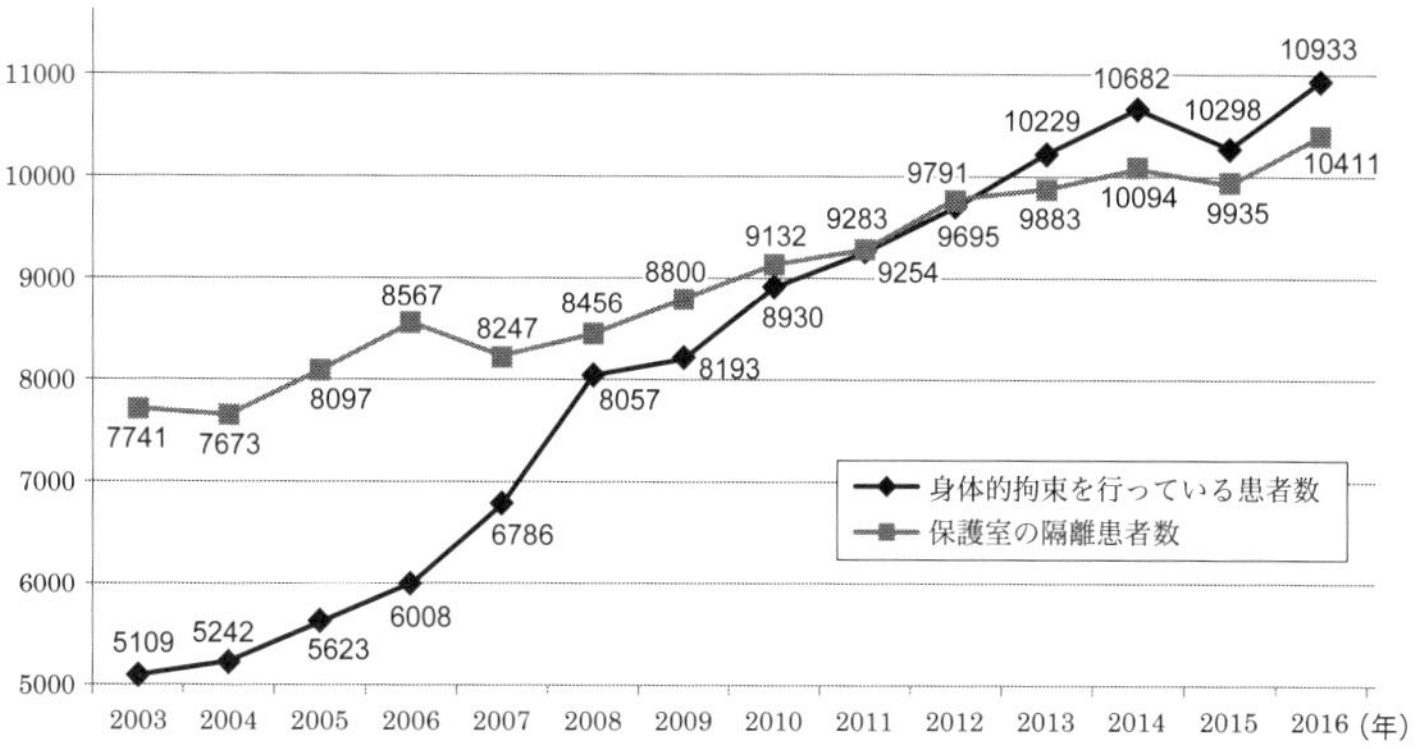

参考資料：厚生労働省「精神保健福祉資料調査」

図10　措置入院・医療保護入院届出数

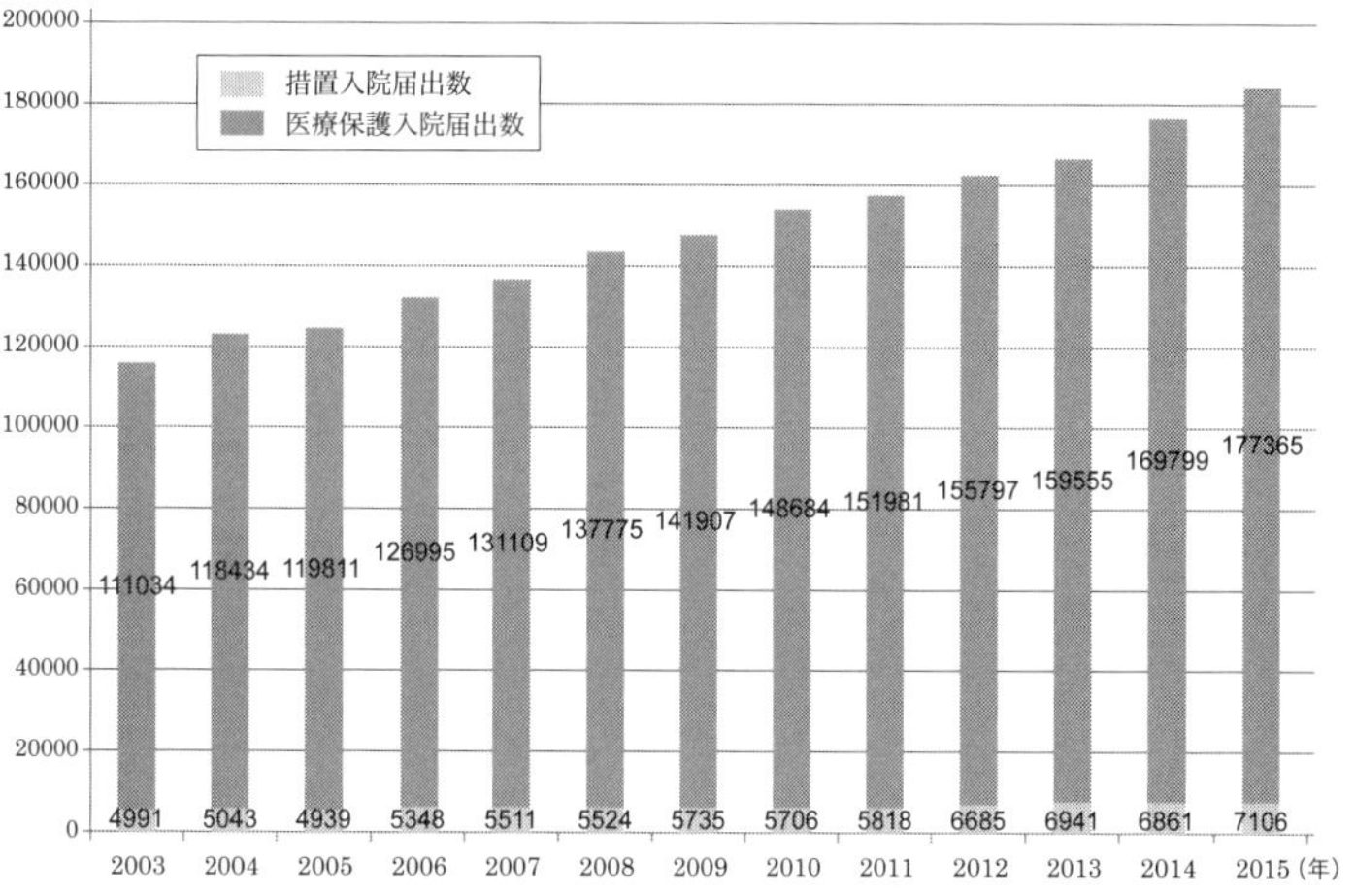

参考資料：厚生労働省「衛生行政報告例」

図11　精神科病院における１ヶ月間の死亡退院患者数（各年６月）

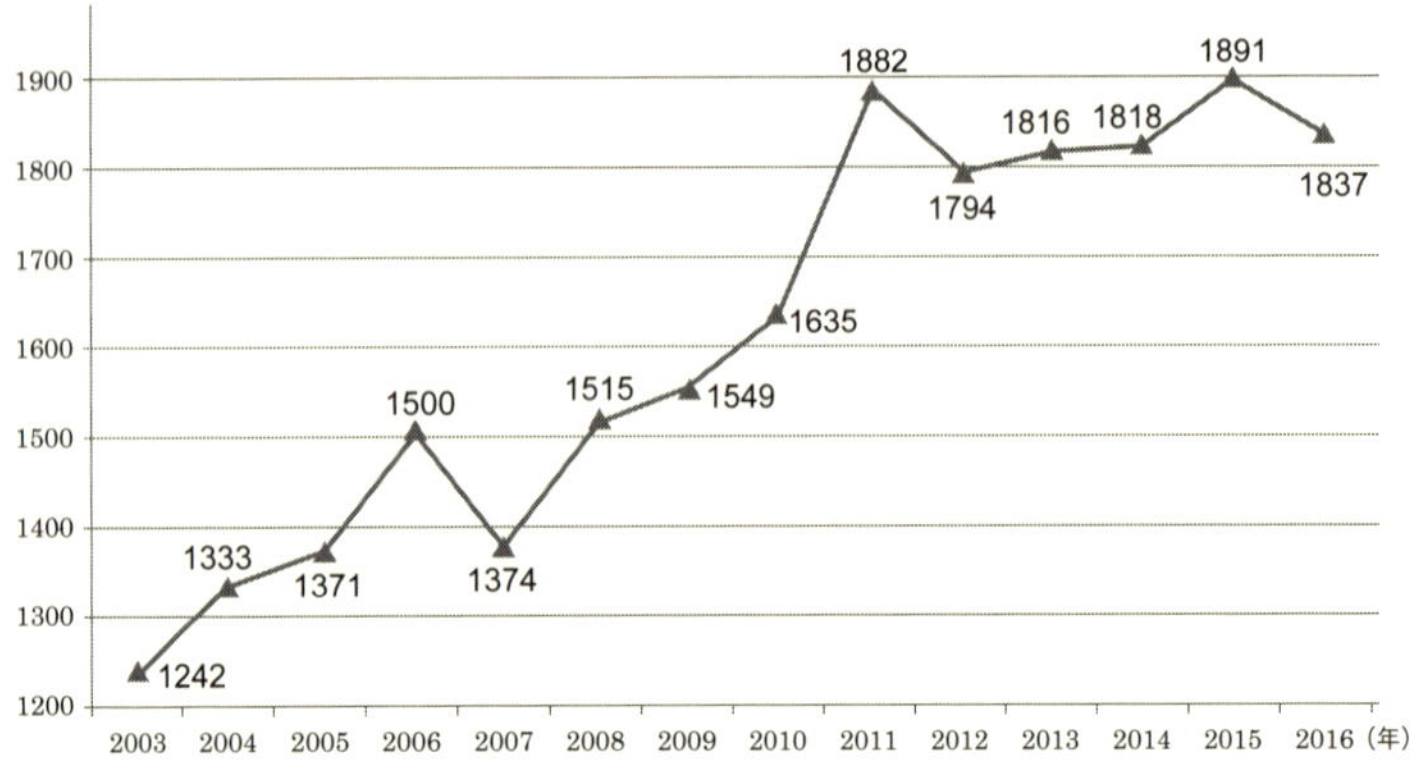

参考資料：厚生労働省「精神保健福祉資料調査」

いることでしょう。一人当たりの診療時間を短くして回転率を上げるほうが儲かる診療報酬体系も、彼らの正当化に拍車をかけています。要するに根本から認識と構造を変えていかないと、日本のメンタルヘルスケアの水準は求められる国際的水準からますますかけ離れていくことになります。

コラム

「精神科における強制医療についての国連の見解や勧告」

国連では、一九九一年に「精神疾患を有する者の保護及びメンタルヘルスケアの改善のための諸原則」（以下「国連原則」という）が採択されている。

国連原則における「身体拘束・隔離等」に関する主な記載内容は次のとおりである。

○原則11：治療への同意

（略）

11　患者の身体的拘束又は非自発的な隔離は、精神保健施設に関して公的に認められた手続きに従い、かつ、それが患者若しくは他の人に対する即時の又は切迫した危害を防ぐために唯一の可能な手段である場合を除いては、行ってはならない。これは、その目的のために厳密に必要とされる期間を超えて行われてはならない。身体拘束又は非自発的隔離が行われた場合はすべて、その理由及びその性質と程度が患者の診療録に記載される。拘束され、又は隔離された患者は、人道的な環境下に置かれ、資格のある職員によるケア及び入念な定期的監督下に置かれる。患者の個人的代理人が存在し、かつ、ふさわしい者であれば、患者の身体的拘束又は非自発的隔離について、その代理人に対して迅速な通知がなされる。

（略）

13　精神疾患を有する者に対する重大な内科的治療又は外科的治療は、国内法がそれを認め、それが患者の健康上の必要性に最も適しており、かつ、患者にインフォームドコンセントを与えた場合に限り行うことができる。患者にインフォームドコンセントを与える能力がない場合において、独立した審査の結果、その治療が認められた場合はこの限りではない。

また、国連原則における「強制入院」に関する主な記載内容は次のとおりである。

○原則16：非自発的入院

1　患者として非自発的に精神保健施設に入院し、又は既に患者として自発的に精神保健施設に入院した後、非自発的入院患者として退院制限されるのは、この目的のために法律によって権限を与えられた資格を有する精神保健従事者が、原則4に従って、その者が精神疾患を有しており、かつ、以下のように判断する場合に限られる。

a）その精神疾患のために、即時の又は切迫した自己若しくは他の人への危害が及ぶ可能性が大きいこと、又は

b）精神疾患が重篤であり、判断力が阻害されている場合、その者を入院させず、又は入院を継続させなければ、深刻な状態の悪化が起こる見込みがあり、最小規制の代替原則に従って、精神保健施設に入院させることによってのみ得られる適切な治療が妨げられること。

b）の場合、可能な場合には、第一の精神保健従事者とは独立した第二の精神保健従事者の診察を求めるべきである。こうした診察が行われた場合、第二の精神保健従事者が同意しなければ、非自発的入院、又は退院制限を行うことはできない。

2　非自発的入院又は退院制限は、当初は、審査機関による非自発的入院又は退院制限に関する審査を待つ間の、観察及び予備的な治療を行うための、国内法の定める短い期間に限られる。入院の理由は遅滞なく患者に伝えられる。入院の事実及びその理由は、審査機関、患者の個人的代理人が指名されていればその個人的代理人及び患者が拒否しなければその家族に対して、迅速かつ詳細に伝達される。

3　精神保健施設は、国内法で規定されている権限を有する公的機関によって、非自発的入院を受け

入れるよう指定されている場合に限り、非自発的入院を受け入れることができる。

二〇一三年、拷問禁止委員会は、日本の第二回定期報告を審査し、以下の最終見解を同年五月に採択している。

◆精神医学的ヘルスケア

22. 精神保健施設の「各運用基準」の根拠となる精神保健及び精神障害者福祉に関する法律や、締約国〔日本〕代表団から提供された追加情報にも関わらず、委員会は、自らの意志に基づかずに、しばしば長期間にわたって精神保健施設に入所している、心理社会的及び知的な精神障害のある者の数が多いことに引き続き懸念を有している。委員会は更に、頻繁な昼夜間単独室収容、拘束及び強制的な医療行為及び非人道的で品位を傷つけるような取り扱いに値する行為に懸念を有している。精神医学的ヘルスケアに関する計画についての対話を行った際に得られた情報を考慮し、委員会は、締約国が精神障害を持つ者を入院させること以外の代替手段に対して注目を欠いていることにつき引き続き懸念を有している。最後に、委員会は、拘束的措置の過度な利用に対する効果的で公平な調査がしばしば欠如していること、また、関連する統計データが欠如していることに懸念を有する。（第二条、一一条、一三条、一六条）

委員会は、締約国が以下の事項を確保することを要求する：

(a) 自らの意志に基づかない処置や入院への効果的な司法的コントロール、及び効果的な上訴制度の設置；

(b) 外来やコミュニティサービスを発展させ、入院患者の数を減らすこと；

(c) 精神医学及び社会ケア施設を含む、自由が剥奪される全ての場所において、効果的な法的保護措置が尊重されること；

(d) 効果的な不服申立制度へのアクセスを強化すること；

(e) 拘束具又は昼夜間単独室収容は、それを避けるか、コントロールするための他の管理手段が全て尽くされた場合に、可能な限り短い期間、厳格な医学的管理の下、最後の手段として適用されること。また、そうした行為は正しく記録されること；

(f) そのような拘束的措置の過度な利用が患者の負傷につながった事例について、効果的で公平な調査を行うこと；

(g) 被害者に救済と補償が提供されること；

(h) 独立した監視機関が全ての精神科施設を定期的に訪問すること。

また、二〇一四年、自由権規約委員会は、日本の第六回定期報告を審査し、以下の最終見解を同年七月に採択している。

◆非自発的入院

17. 委員会は、多くの精神障害者が、非常に広範な条件で、また権利侵害に異議を申し立てるための実効的な救済措置なく、非自発的入院の対象となっていること、また、代替となるサービスがないために入院が不必要に延長されるとの報告があることを懸念する（第七条及び第九条）。

締約国は、以下のことをすべきである。

(a) 精神障害者のための地域密着型あるいは代替となるサービスを増やすこと。

(b) 非自発的入院が、必要最小限の期間で、最後の手段としてのみ課されること、また自傷他害防止のために必要な場合のみかつ相応とされる程度のみ課されることを確保すること。

(c) 虐待に対する実効的捜査と制裁措置及び虐待の被害者とその家族への補償を目的とする、精神病棟に対する実効的かつ独立した監視及び報告制度を確保すること。

鍵を握る医療基本法

残念なことに、メンタルヘルスの改善を目指したとしても、日本の精神医療業界の自浄作用に期待できないことは歴史が証明しています。精神保健福祉改革は、常に外圧によってのみもたらされました。不祥事がもはや隠しとおせない状況になり、外部からの批判が強まり、仕方なく構造を変えるというプロセスが繰り返されてきました。

その背景には精神科という科の特殊性があります。精神科特例（一六九頁参照）等、精神科だけ他の診療科と違った扱いになることが許されてきました。精神科は色モノ扱いされ、従事者も患者も特別な目で見られ、とくに患者は精神科からも他科からも差別的な扱いをされてきました。

どんな医療の対象者も人権や尊厳を尊重されるべきでしょう。そうであれば、精神科の患者だけ人権をないがしろにしてもよいということにはなりません。むしろ人権に基づいたケアがもっとも必要な人々であるはずです。ですから、患者の権利を明確にし、その立場を一方的に弱い立場から底上げすることは必須です。ただし、これは精神障害者を特別優遇しろとか、精神科という診療科自体を底上げしろという意味ではありません。

ここで私の個人的な意見を述べると、精神的な問題をすべて無理に「医療」というカテゴリーで取り扱おうとすることでいろいろな弊害が出ているため、精神科を「医療」あるいは少なくとも

「保険診療」というカテゴリーからいったん外し、違う枠組みでのケアを構築したほうが効果的ではないかと考えています。医師がトップに立ち、その下に看護師等のその他医療職が位置し、一番下の階層が患者となる現在の医学的なヒエラルキー構造（医学モデルと称する場合もある）のまま、薄利多売的に診療報酬を上乗せするやり方では、他国で成果を上げているようなメンタルヘルスケアモデルを導入することは困難です。たとえば、今注目されている北欧発祥のオープンダイアローグなどは、医学モデル自体を否定した手法なのです。

精神疾患が五大疾患の一つに格上げされ、二〇一三年度から医療計画に反映されるようになりましたが、このような精神科という診療科自体を格上げするような動きは、精神科従事者の地位を格上げしたとしても必ずしも患者の地位を格上げすることにつながるわけではありません。むしろ医学モデルがますます強固になり、患者と精神科医の力関係の格差が広がってしまいます。

山口医師の例のように精神科医が患者を搾取できてしまう理由は、単純にその力関係に圧倒的な差があるからです。被害を防ぐためには、患者の地位を向上させて身を守る手段をもたせるか、強大すぎる精神科医の権限を制限しその濫用を防ぐ手段をつくり上げるかしかありません。もしもこの問題を精神医療の枠組みだけで取り組んでも、自浄作用が働かず既得権者が猛反対するこの世界ではそう簡単には解決できないでしょう。しかし、精神科の患者にも、他科の患者と同等の権利をもたせるという切り口であれば突破口になりえます。

ここに、興味深い動きがあります。患者の権利を明文化した医療基本法が制定に向けて本格的に動きはじめています。今まで医師法や医療法など、医療関連の個別法は存在していましたが、それらをまとめる基本法は存在していませんでした。基本法とは、憲法の掲げる理念を個別の法律に反映させる媒介となる、個別法の道標として優越的な地位をもつ「親法」のことを言います。医療基本法が制定されると、それはまさに医療全体の基本方針となり、それに従って既存の個別法も改正され、医療行政や臨床現場にも反映されていくことになります。

すでに、超党派の国会議員による「医療基本法の制定にむけた議員連盟」が二〇一九年二月六日、設立総会を開催しています。関係団体にヒアリングを行い、国会上程に向けて詰めの作業をしているところです。今のところ医療基本法は、患者と医療提供者の権利と責務、さらには国や地方公共団体などの責務を規定する法律となる予定です。医療提供者側である日本医師会が提唱する内容と、患者の権利法をつくる会を中心とした患者側が提唱する内容は若干異なるものの、医療基本法を制定させるという目的は両者とも一致しています。

ここで画期的なのは患者の権利が初めて法律に定められるということです。驚くかもしれませんが、それは今まで患者の権利が明文化されていなかったということを意味しています。日本国憲法が定める基本的人権の理念が十分に医療に反映されていなかったのです。患者側の中心となっている患者の権利法をつくる会は一九九一年の設立以来、その団体名称どおりの目的に向かって活動を続け、いよいよその悲願を達成させようとしているのです。

注目すべきは、患者の権利法をつくる会も超党派の議員連盟も、精神科患者の権利についても取り組む姿勢を見せているという点です。議員連盟は精神科患者の当事者団体にヒアリングをし、いかに精神科患者の人権がないがしろにされてきたのか、当事者の声に耳を傾けて現状を確認しています。その結果がどのように法案に反映されるのか、国会での審議を経て最終的にどのような形で患者の権利が明文化されるのかが今後の鍵となります。

もちろん、患者の権利が明文化されたからといってすべてが解決するわけではありませんが、被害を防ぐために大きな役割を果たしてくれるでしょう。なぜならば、今まで医師の行為が適切かどうか判断する基準が患者側にはなかったからです。医師側も患者側も、権威であるお医者様に文句を言わずにただ従うのがあるべき患者の姿だと思い込んでいる人が大勢います。本当に大勢です。だからそれが合意となっているのです。しかし、患者が自分の権利を理解したら、それを侵害する行為もおのずと理解できるようになります。

悪徳精神科医の手口を学ぶ

とはいえ、現時点で精神科にかかっている患者、あるいはこれからかかろうとする人々にとっては、制度や仕組みが変わるのを待ちつづけるわけにもいきません。精神科医や精神科医療機関の質が保証などされていない現在、質の低い精神科医や悪意をもった精神科医に当たってしまうリスクは常にはらんでいます。その被害を回避するためには、その手口を知っておくことが重要です。振り込め詐欺の手口を事前に知ることで騙されないようになるのと同じです。そういう意味でも、山口医師の件から学べることはたくさんあります。

今まで私はさまざまな精神科被害について取り組んできましたが、今回この山口医師の問題に関わって、一つの案件でここまで多くの関係者から詳細な情報を聞いたのは初めてのことでした。患者のみならずいろいろな形で山口医師と関わりのあった人からさまざまな角度で情報を得ることができました。

事実を知ることによって、そしてその事実が関係者間で共有されることによってさまざまなピースがはまっていきました。本当の原因がわかったことで、関係者が長年抱えていた疑問が解消したり関係者同士の誤解が解けたりもしました。

山口医師にはさまざまな顔がありました。非常に物腰低く、人あたりのよいソフトな口調で接するときもあれば、高圧的、威圧的態度で接するときもありました。あるときは誰にも本心を理解されない悲しい男を演じ、またあるときは他人に裏切られても信念をもって働く愚直な男を演じました。人や状況によってうまくその顔を使い分けることで他人の感情をコントロールしていました。

そんな山口医師の最大の特徴とは、関係する人々にトラブルや対立、体調不良をひそかに引き起こしながら、決してその原因や責任が自分であることを悟らせないというものでした。もっとわかりやすく表現すると、濡れ衣を着せるのがうまいということです。そして、その特徴こそが被害をここまで広げてきた理由です。被害者らも、摘発され本性が判明した今から振り返るといくらでもおかしな点に気づけますが、当時はまったく気づかなかった、あるいは疑いをもっても対処できなかったのです。

実は、これが精神医療被害の真髄でもあります。客観的、常識的には非常におかしな行為であっても、それに気づけるかどうかは当事者の主観です。専門家というフィルターや、まさかそんなことをするはずがないという思い込み、薬の作用等の要素が判断を曇らせてしまいます。そもそも、何らかの問題を抱えているからこそ精神科の門を叩いているわけであり、その時点で判断力が弱っています。

このように、自分が悪いと信じ込んだまま亡くなってしまった人、知らずに家族や人間関係を崩壊させられた人、濡れ衣を着せられた人……というのは実際のところ数えきれないほど存在するでしょう。悪徳精神科医という言葉から連想されるのは、患者に対して威圧的・差別的で、平気で薬漬けをして暴利をむさぼるようなイメージかもしれません。しかし、真に危険な精神科医は一見してそのように見えません。本性はそうだとしてもそれを絶対に表に出さないため、誰も気づかないのです。見た目や態度がヤクザの詐欺師は一流ではないのと一緒です。

①患者をよくしようとする意図があり、②その意図に伴う技術と能力があり、③実際に患者の状態をよくしている、という三点そろっているのが優れた専門家です。一方、悪徳というのは①というもっとも重要で基本的な柱が欠けているタイプを指します。①はあるが②、③が欠けているのは単に未熟あるいは無能というだけであって改善の余地はあります。しかし、①が欠けている場合は

どうしようもありません。

ある大学の医学部心理学研究室教授は「外科医が簡単に人を殺せるように、精神科医やカウンセラーは簡単に人の心を壊せます」と私に教えてくれました。その言葉にはっと気づかされました。外科医の場合、確かにその人が傷害や殺害の意図をもっていたら、立場上簡単にできてしまいます。しかし、そのようなことが滅多に起きないのは事実上それができない環境にあるからです。実行したらすぐにバレます。一方、精神科医やカウンセラーが悪意をもち、患者やクライアントの心を破壊あるいは支配したとしても、現時点ではそれを咎められる環境にありません。

そもそも医療行為は医療提供者側の専門性に対する信頼を基に成り立っています。精神科領域では、通常は他人に知られたくないプライベートな部分まで踏み込み、患者の生い立ちや家庭内のことなど個人的な情報を確認することが普通です。それはあくまでも患者の状態をよくするという治療のためです。ところが、山口医師はそれを患者につけ込むための手段として用いました。治すためのメスではなく、傷つけるためのメスです。このような行為は、信頼から成り立つ医療の大前提をぶち壊してしまいます。信号を守るという大前提も通用しない暴走車が存在する以上、たとえ青信号で横断歩道を渡ったとしても警戒を緩めてはいけません。その暴走車が取り締まられることもないという現実に直面し、取り締まられるようになるまでは自衛するしかありません。

被害者・遺族の生の声

先ほど申し上げたように、問題ある精神科医に気づけるかどうかは当事者の主観によります。その人に知識や視点が加われば、その主観も変わります。もしも現在自分自身や家族が精神科にかかり、逆に悪化しているようなら、本書を読んで得た新たな情報や視点を軸にしてふたたび状況を観察してみてください。他の医師や薬剤師らの意見も聞いてみてください。

最後に、被害に気づいた当時者や家族がどういう心情であるか理解できるよう、その声をそのままお伝えします。

○被害者Bさん

診察に必要なことだったと思うが、患者の今の現状、生い立ち、家族構成などを把握。その後、連絡先を交換することになったが、連絡先交換後は、家族や他者を悪者扱いし、山口医師だけが味方かのような内容、しまいには精神的に弱っていた患者へ体の要求をしてきました。当時、精神的にまいっていた患者の自分としては、診察時間も長く、話を聞いてくれるような、よい先生なのか?と最初は思ってしまいました。しかし、これは患者の情報を集めて、マインドコントロールするための手段だったのか?と今となれば思います。病気の私に別な病名を付け、薬もガラリと変わりました。僕に都合が悪いことをしたら、カルテに違うことを書くとも言われていました。精神的にますます落ちつかなくなり、まったく違う種類の薬を出されていましたが、親しくなるにつれて、あなたの出す薬が全然効きませんとは、言いにくくもなっていきました。

当初から、おかしいと思っている自分もいましたが、通院をやめて他の病院へ移ったあと、もしかしたら、他にも自分と同じ目に遭っている人がいるかもしれないと思って、ネットで検索してみました。案の定、たくさん出てきました。そこで、米田さんが山口医師に対しての情報を求めていることを知りました。自分だけではなかった……こんなにつらい思いをしていたのは自分だけではないと知って、他の患者さんは今、どうしているのだろう?という気持ちにもなりました。

処方された薬を飲むと、頭が痛くてたまらず、頭痛薬をさらに飲むという悪循環が続きました。体もダルく、頭がボーっとして、仕事も手につかなくなり、ついには仕事にも行けなくなりました。ますます、不安定になっていきました。体調がすぐれないのに、機嫌を損ねないようにと、体調の相談もできなくなっていました。さらには、山口医師に自分の邪魔をするなというような内容を言われるようにもなり、意見もしづらくなっていきました。

初診時は話を長く聞いてくれる、かなりいい先生という印象をもってしまいました。しかし、精神的に弱って、効かない薬が処方されつづけていた私は、これは医療行為としてはおかしいと気づくこともできないくらいになっていました。転院後、別な医師へ相談しましたところ、密室で看護師もおらず、診察するのは女性の患者さんの場合、何かあったときに困るので、基本的に看護師が同室にいないと診察しない、ということを聞きました。そこで、やっぱり診察のやり方にも問題があったのだと思いました。

（亡くなった女性と山口医師との）メールを見せてもらったときに、コイツみんなに同じ手口で、精神的につけこんで、体にも手を出していったんだと思いました。山口に対して、許せない気持ちでいっぱいになりました。自分に来たのとまったく同じような内容のものもたくさんありましたが、その人の生い立ちや家族構成などを把握した上で、相手へのメールの送り方も変えている印象も受けました。

今後、望むこととしては、山口医師は医師としての資格はないのはもちろんのことですが、国に対しては、事件をあやふやにせず、亡くなった人までいるのですから、もっとこのような事件は厳罰化すべきだと思います。

○遺族Cさん（自死した女性従業員の母親）

娘は何故自ら死を選んだのか？　病気で苦しんでる人の手助けをしたいと頑張ってたのに。娘の異変に気づいたときはすでに山口に洗脳されてました。素晴らしい、この国を変えることができる先生だと。先生を助けなきゃとか、まさに洗脳そのものだと。私が気づいたときは手遅れでした。

八月一〇日、主人の病状を気づかい、娘が山口と往診に来てくれました。柔らかい口調で安心感を与える感じで診察しました。ああ娘が言うようにいい医者なんだと思いました。なんの不信感もなかったです。でも、それは表の顔で、その帰り娘に対し、おまえの母ちゃんは俺がおまえをこき使ってると思ってるだろうと。

その六日後、娘は命を絶ちました。その日山口から連絡がありましたが、理解できませんでした。もっと早く気づいていたら、スタッフから連絡をもらっていたら。でも洗脳されていたら従うしかなかったのでしょう。山口は、警察で自分が悪いんですと善人ぶってました。通夜葬儀のときもそうでした。娘の死をなんとも思わない態度に怒りが込み上げ手紙出しましたが、まるでひと事。

娘は、訪問看護にも行っていましたが、かなりハードな勤務だったと言っていました。一日三〇件とか、ありえない件数です。山口は金目当てに無理なことを指示してたんです。スタッフは逆らうことができず従うしかなかったのでしょう。毎日夜遅くまで働かされ、その連続。しかも二〇一六年四月からは垂水と城西の兼務。フェリーのチケットまで購入。なぜか城西では専門職でない総務の仕事、そして秘書的な仕事まで。服装までコントロールされて、言われるがまま、拒否することもできなかったんでしょう。娘はまさに山口に洗脳されて逆らえなかった。私がもっと早く気づいてあげられていたら……、たらればですけど。普通のまともな人間だったら決してしないことです。娘はあいつに滅茶苦茶にされ、親とも連絡できないようにされたんです。命まで奪われ、殺されたんです。

娘の死の真相はわからず、人任せでした。酷いパワハラ、セクハラ、ドクハラを受けていたこと。こんな医師が存在すること自体、許せないです。人間として許せない。平然と生きてること、この世に存在すること。残された遺族の想いなどなんとも思ってない人間なんです。医師免許剥奪しかないです。

このように声を上げられる被害者や遺族はごく一部です。ある被害者は、すでに山口医師に住所も家族構成も家庭の内部事情も全部知られているため、声を上げたことがバレ、いつ報復にこられるかわからないと、今でもおびえて暮らしていることを告白しました。また、ある別の被害者は、他に命を失った犠牲者までいるのに、自分だけ助かってしまって申し訳ないという心情を吐露しました。被害者も遺族も、自分たちにも落ち度があったこと、つけ入れられる隙があったことを認めた上で、そのような精神科医が法的に取り締まられない現状に疑問を抱き心を痛めています。

結びとして、本書の原稿をお読みいただいたAさんの手記を紹介します。本人の希望により、本名での手記となります。

Aさんこと倉岡さんが行動を起こさなければ、山口医師は何のお咎めもなく、今でも二つの精神科クリニックを営みながら、被害を際限なく広げていたことでしょう。倉岡さんの行動は、泣き寝入りするしか選択肢がなかったこの世界で、希望の光となる前例を示し、多くの人々を勇気づけてきました。私自身も彼女から多くのことを学びました。愛する家族の喪失と、それに伴う悲嘆と後悔を乗り越え、最前線で闘いつづけてきた倉岡さんの思いに、ぜひ耳を傾けてください。

○遺族倉岡祐子さん（Aさん）

「この医者、詐欺罪は執行猶予が付いたけど、どうせ医師免許はなくなるんでしょ?」

第一審の有罪判決のあと、鹿児島在住の被害者でもなく遺族でもない方々の多くから、電話でメールでこのありがたい言葉をいただきました。鹿児島では南日本新聞を筆頭にたび重なるニュース報道のお陰で、それほどまでにこの精神科医・山口龍郎の所業は周知されていました。

そして現状の法律ではその願いは無理であることを伝えたとき、「なんで?」「ありえないんだけど?」「間違ってる!」と、皆さん一様に嘆かれていました。

今、本文を読まれてここに辿り着かれた方々も同じ思いであることを願います。

今後、日本の精神医療の現状と問題点について、国内のみならず、海外へも発信していく決意です。この精神科医に翻弄され自ら一線を越えてしまった命を、私たち母親二人は決して無駄死にで終わらせるつもりはありません。

今一番悔いていることは、自分がいかに無知であったかということです。向精神薬? 当時その言葉自体知るはずもなく、仮にあのとき説明を受けたとしても、風邪を引いたときに処方される抗生物質のようなもの?くらいの知識でした。本文にもありますが、私自身がそれを服用したことによって散々だったのは一種のアレルギーだったのだろうと。娘が服用してからどんどん状態が悪くなるのは「病気のせい」だと思い込み、むしろ「ちゃんと薬飲んでる?」と釘を刺す、今思えばとんでもない言葉をかけていました。山口医師の予告どおり二週間で動けなくなった娘を目の当たりにして、知慮ある医師だと当初はすっかり騙されていました。処方されていた薬の副作用に、幻覚妄想やまさかの自殺念慮のおそれがあったなど知る由もありませんでした。

山口医師は、昼夜逆転した生活と食事が摂れない娘に対して、「昼夜逆転しても仕方ないですよ、具合が悪いのだから。食事はなんでもかまいません。アイスでもチョコでも好きなものを」と言い切りました。そして私はそれを信じた馬鹿な母親でした。

メンタルが不調なときこそ生活習慣と食生活を見直していくべき、などということは情報を探れば簡単に出てきます。医者が言うのだから通院しているのだからと、なんの疑いもなく多くをやりすごしたことへの自責の念が、この先消えることはないでしょう。

私自身も娘が亡くなってから不眠が続き、睡眠薬のマイスリーを就寝前に服用していたことがあります。その間、夜中にお菓子を食べた形跡や、夫の枕元に立っていたということがありました。自分ではまったく覚えていないのです。そんな中でも夫との会話の受け答えはしていたそうです。恐ろしくもこれが現実でした。娘が投薬でコントロールされていたことを知り、そして何よりも米田さんに向精神薬の恐ろしさを教えてもらいやめることができました。

「眠れない」という理由で一般的に睡眠薬・抗不安薬を勧められるそうですが、「人はいつか必ず眠くなります。過剰に心配する必要はありません」と力説される女性精神科医に鹿児島でお会いする機会がありました。向精神薬に対する無知とはなんと恐ろしいことなのか、そして医者選びが何より大切であったことを痛感しました。

娘を亡くした私が今もっとも危惧するのは、何か生きづらい状況になると、いかなるときも一刻も早く専門医につなごうとする社会です。受験・仕事・出産・育児・介護・死別のみならず、ひと昔前ならやんちゃ坊主ですまされた子どもでさえ精神科医へつなごうという現状です。その先で投薬によって蝕まれてしまった人たちがいかに多く存在しているかなど語られることはほとんどありません。少なくともわが家ではその認識は皆無でした。

精神病院と呼ばれなくなって、メンタルクリニックと呼ばれる今、それはお気に入りのショップへ足を運ぶくらい身近な存在になっています。でも、ちゃんと知ってほしい。この本に書かれたことが、いつか自分にも実際に起きるかもしれないということを。つらい悲しい生きづらいことに直面したとき、安易に薬に頼るべきではないことを。今一度自身で、家族で、友人と、問題の解決策を探してほしい。

私自身、娘の訃報を耳にしたとき、「精神科医に丸投げしてしまった」と心底後悔しました。母親として泣く資格も葬儀に出る資格すらないと家族に言いました。山口医師のすべてを信じていたわけではないのに託してしまったからです。自分の健康は自分で守る。そして当時、私が知らなかった、「メンタルヘルスは自分で守る」という言葉を、皆さん、決して忘れないでください。

受験・仕事・出産・育児・介護・死別、そんな中でつらい悲しい出来事から逃げ出したくなることは、生きているかぎり誰でも抱える問題です。それでも、どんなに生きづらくても生き抜いてください。

最後に私が一番許せないのは、わが家はもちろん他の被害者も同様に、カウセリングで聞き取った情報の中で山口医師は、自分に利用価値があると思うと、ちょっと元気がない人、やや神経質な人、やや呑気な人、ましてや穏やかな人ですら、一の真実に九九の出まかせの診断を上乗せして、いつの間にかその付き添いの家族まで精神障害者に仕立てあげていったということです。危うく私もそうなる寸前でした。

被害に遭っても、今日現在生きている人は皆、守らなければならない人や仕事がありました。向精神薬を処方されても、ちゃんと自身でコントロールして服用していました。メンタルヘルスを自分で守ったのです。

著者である米田さんが、娘を亡くして死んだように生きていた時期の私に「つらくても仕事だけは辞めるべきではない」と言いつづけました。この言葉のお陰で今私は生きています。今ならわかります。精神医療は人から責任を奪ってしまうという言葉の意味が。

あのとき、投薬されて二週間経って娘が仕事に行けなくなったとき、「薬飲んで動けなくなるんだったら減らしたら？　仕事だけはちゃんと行かなきゃ！」と言える知識があったなら……自分の命しか救えなかったことへの無念は一生消えません。

娘は、先生の言うとおりにすれば、状況が好転して仕事が見つかって上昇していけると、本気で信じていました。独り暮らしを始めたころのノートには、入りたい企業への志望動機や将来の夢を真剣に書き込んでいました。あの遺書とも取れるメッセージの乱れた文字からは想像もつかないくらいの達筆で、何枚も何枚も練習していました。どうか皆さん、今一度、二人の無念に思いを馳せてください。そうです、今他の誰よりも「そんな奴だったのか！」と大声で泣き叫びたいのは、二七歳と三一歳で夭折した二人です。

遠方より取材に来てくださったジャーナリストの方から、「娘さんの命をリスペクトに代えることができるのはお母さんだけです」と言われた意味を最近少しずつ理解しはじめています。二人の命は、その後起きたであろう未曾有の被害を食い止めました。精神科医によるハラスメント、そして投薬による被害から一人でも多くを救うために今一度立ち上がります。

娘の写真を公開することで、一人でも多くの人に何の本だろうと手に取ってほしい。精神医療とまったく関わりなく楽しく明るく日々を暮らす娘と同世代のあなたたちにぜひ読んでほしいと思いました。もしかしたらこれから先、人に裏切られたり別れが訪れたりして、つらく悲しく苦しい日々がやってくるかもしれない。でもそれは決して病気でない。気がすむまで話を聞いてくれる誰かを見つけてください。決して薬が問題を解決するわけではないことを、この本を読んで知ってください。おしゃれが大好きでアリアナの曲を聴くことが一番の楽しみだった一人の女の子が、そこに生きていたことを忘れないでください。

そしていつの日か、精神医療が真の意味で法の下に戻り、その被害に遭った人が安心して駆け込める仕組みが成り立ったとき、「そういえば昔、鹿児島で娘さんを亡くしたお母さんたちが声をあげたよね」と思い出してもらえたらと心から願います。

公私ともに大きな心の支えとなった九州厚生局麻薬取締部大渕朗裕課長（当時）様をはじめ関係

者の皆さまへ深謝の意を表し、遺族の言葉とします。

二〇一九年九月三〇日

倉岡祐子

■引用・参考文献

Mental health and human rights, Report of the United Nations High Commissioner for Human Rights (https://www.ohchr.org/Documents/Issues/MentalHealth/A_HRC_39_36_EN.pdf)

医道審議会医道分科会「医師及び歯科医師に対する行政処分の考え方について」平成一四年一二月一三日／平成二七年九月三〇日改正 (https://www.mhlw.go.jp/file/05-Shingikai-10803000-Iseikyoku-Ijika/0000099469.pdf)

植松七九郎『精神医学』文光堂、一九四八年、三五九頁

国連児童の権利委員会「日本の第四回・第五回政府報告に関する総括所見」（二〇一九年三月五日）(https://www.mofa.go.jp/mofaj/files/000464155.pdf)

コンサータ錠適正流通管理委員会六月臨時委員会議事録（平成三〇年六月二五日）(http://www.ad-hd.jp/pdf/gijiroku201806.pdf)

コンサータ錠適正流通管理委員会九月臨時委員会議事録（平成三〇年九月五日）(http://www.ad-hd.jp/pdf/gijiroku201809.pdf)

コンサータ錠適正流通管理委員会第四四回委員会議事録（平成三〇年一〇月一日）(http://www.ad-hd.jp/pdf/Concerta%20gijiroku_20181001.pdf)

コンサータ錠適正流通管理委員会一一月臨時委員会議事録（平成三〇年一一月一二日）(http://www.ad-hd.jp/pdf/Concerta%20gijiroku_20181112.pdf)

市民の人権擁護の会日本支部 Facebook ページ (https://www.facebook.com/CCHRJapan/posts/1179548085416452)

トーマス、ゴードン（吉本晋一郎訳）『拷問と医者』朝日新聞社、一九九一年

独立行政法人医薬品医療機器総合機構「アリピプラゾール、アリピプラゾール水和物の『使用上の注意』の改訂について」平成三〇年一月一一日 (https://www.pmda.go.jp/files/000222121.pdf)

独立行政法人医薬品医療機器総合機構「医療用医薬品の添付文書情報」(http://www.info.pmda.go.jp/psearch/html/menu_tenpu_base.html)

日本医師会「医の倫理綱領」二〇〇〇年四月一日
（https://www.med.or.jp/doctor/member/000967.html）
日本医師会会員の倫理・資質向上委員会「医の倫理について考える――現場で役立つケーススタディ」平成二九年三月（http://dl.med.or.jp/dl-med/doctor/rinri_cs.pdf）
日本精神神経学会「精神科医師の倫理綱領」
（https://www.jspn.or.jp/uploads/uploads/files/activity/ethics.pdf）
法制審議会刑事法（性犯罪関係）部会第一回会議資料「地位・関係性を利用した性的行為に関する主要国の法制度の概要等」（www.moj.go.jp/content/001162266.pdf）
山崎学「巻頭言」『日本精神科病院協会雑誌』二〇一八年五月号
「旧優生保護法に基づく優生手術等を受けた者に対する一時金の支給等に関する法律」
（https://www.mhlw.go.jp/content/11908000/000504837.pdf）
「衆議院厚生労働委員会議事録」平成二五年六月一二日
（http://www.shugiin.go.jp/internet/itdb_kaigirokua.nsf/html/kaigirokua/009718320130612020.htm）
『二十年史』日本精神病院協会発行、一九七一年

●南日本新聞記事
「診察せず向精神薬処方か　垂水の診療所　県立ち入り検査」二〇一七年三月一八日朝刊（1面）
「『電話一本で薬宅配』垂水の診療所　患者らずさんさ指摘」二〇一七年三月一八日朝刊（31面）
「診療報酬不正請求か　立ち入り検査垂水・診療所　診察せず再診料」二〇一七年三月一九日朝刊（1面）
「向精神薬無診察譲渡の疑い　厚労省麻取と鹿県　2診療所を家宅捜索」二〇一七年六月九日朝刊（1面）
「向精神薬無診察処方疑い　精神科医　異例の捜査　同業者『あり得ない』」二〇一七年六月九日朝刊（25面）
「向精神薬不正疑い鹿県内医師　女性患者に性的言動　10人超、診療所内外で」二〇一七年六月

一一日朝刊
「精神科医調査　鹿県に要望　性的言動被害患者遺族訴え『資質欠ける』」二〇一七年六月三〇日朝刊
「鹿県医師　向精神薬不正処方　診療所など再捜索　容疑で麻取　無診察、常態化か」二〇一七年一二月七日朝刊
「向精神薬不正　鹿児島市の医師逮捕　麻取　営利目的譲渡疑い」二〇一八年一月二四日朝刊（1面）
「精神科医逮捕　関係者『不正信じ難い』向精神薬自ら使用か」二〇一八年一月二四日朝刊（25面）
「向精神薬不正『悪意持てば防げぬ』　医師逮捕に医療界困惑」二〇一八年一月二五日朝刊
「向精神薬不正　使用と譲渡疑い　精神科医を送検　九州厚生局麻取」二〇一八年一月二六日朝刊
「鹿児島市の医師　譲渡疑い再逮捕　向精神薬不正」二〇一八年二月三日朝刊
「向精神薬不正　医師今日にも逮捕　詐欺容疑で鹿県警」二〇一八年二月二一日朝刊
「向精神薬不正　詐欺疑い医師逮捕　鹿県警　診察せず診療報酬」二〇一八年二月二二日朝刊
「診療報酬詐取容疑で鹿地検　精神科医を処分保留」二〇一八年三月一五日朝刊
「向精神薬不正　徹底捜査求め上申書　鹿県患者側が高検に」二〇一八年三月二三日朝刊
「向精神薬不正　精神科医を起訴　詐欺で鹿地検　再び勾留」二〇一八年三月三〇日朝刊
「立場悪用　患者裏切り　鹿児島・精神科医性的言動　米国では不正行為」二〇一八年三月三一日朝刊

●その他の新聞記事

「患者の体触った医師に有罪判決」二〇一三年五月三一日付け朝日新聞東京地方版
「医師、懲役2年確定へ　長野の病院でわいせつ」二〇一八年一二月四日付け共同通信社配信記事
「精神学会　自己検証へ」二〇一九年一月六日付け毎日新聞東京本社版朝刊

おわりに

本書のタイトルは、被害者女性がこの世に遺した最期の言葉が基になっています。この言葉がすべてを物語っているからです。

本書を校正中の二〇一九年九月二六日には、福岡高裁宮崎支部で控訴審判決公判が開かれました。法廷には本人の姿はなく、裁判官から控訴棄却が言い渡されました。その後、山口医師は上告したため、刑事罰が確定するまでもう少し時間がかかることになります。

司法は役割を果たしてくれていますが、刑罰が山口医師を更生させることは絶対にないでしょう。一〇〇％確信をもって断言できるのは、山口医師の本音を知っているからです。一審判決後、病院勤務をしていた彼は、ある人物にこのようなメールを送っていました。

「僕は一つだけやってやろうと決めてることがある。捜査機関の奴らが認知症やら何やらで精神科に来たら問答無用で隔離室に放り込んで、徹底的に痛めつける。絶対出さないしいくらでもいてもらう。完全に壊してから自宅に引き取らせる。厚労省関係者も同じ」（二〇一九年五月一八日）

反省するどころか、「徹底的に痛めつける」「完全に壊して」という言葉を躊躇なく使い、復讐を企てているのが彼の本当の姿です。精神科医という立場を使えば、簡単に他人を拘束し、傷つけ、廃人にさせることが可能であることを熟知しているからこそ、このような恐ろしい本音が出てくるのでしょう。このような人物に心からの謝罪や反省を求めても叶わないことがよくわかります。

「もう一回病院に通い始めた頃からやり直したい」という女性の最期の言葉も、山口医師にとっては何ら心に響くものではなかったことでしょう。そして彼がその意味を理解することは今後も決してないでしょう。

受け取られることのなかったこの言葉ですが、改めて読者の皆さまに受け止めていただき、その意味や背景について考えるきっかけとなることを願っています。精神科におけるずさんな治療や人権侵害によって人生を狂わされた被害者は数え切れないほど存在します。状況は違っても、女性とまったく同じ思いを抱えながら、誰にも気づかれることなくこの世を去った方々も無数にいらっしゃることでしょう。すべての思いを受け止めることはできませんが、これ以上同じような思いをする人々をなくしていくためにも、声なき声を伝えていきます。

本書を執筆するにあたって、関係者には多大な協力をいただきました。関わってくださったすべての方に感謝いたします。とくに、ご本人の希望により、実名を公表した上でご協力いただくことになった倉岡祐子さん、倉岡久明さん、坂元一朗さん、富田あずささん、加治佐加代子さん、早川雅子弁護士に心より感謝申し上げます。

思い出したくないつらい出来事や心情を話してくださった方々の思いに応えるためにも、精神科主治医と患者との関係について何らかの形で法規制を実現させます。この書籍がその第一歩となったと胸を張れるようになるまで、決して諦めることなく活動に邁進します。

令和元年一一月三〇日

市民の人権擁護の会日本支部　代表世話役　米田倫康

米田倫康
（よねだ　のりやす）

一九七八年生まれ。私立灘中・高、東京大学工学部卒。市民の人権擁護の会日本支部代表世話役。

在学中より、精神医療現場で起きている人権侵害の問題に取り組み、メンタルヘルスの改善を目指す同会の活動に参加する。被害者や内部告発者らの声を拾い上げ、報道機関や行政機関、議員、警察、麻薬取締官等と共に、数多くの精神医療機関の不正の摘発に関わる。

これまでの経験をもとに、二〇一八年、初の著作『発達障害バブルの真相　救済か？　魔女狩りか？　暴走する発達障害者支援』（萬書房）を上梓。

info@cchrjapan.org

もう一回やり直したい

精神科医に心身を支配され自死した女性の叫び

二〇一九年一二月一〇日初版第一刷発行

著者　米田倫康
装幀　西田優子
発行者　神谷万喜子
発行所　合同会社　萬書房
〒二二二－〇〇一一　神奈川県横浜市港北区菊名二丁目二四－一二－二〇五
電話　〇四五－四三一－四四二三　FＡＸ　〇四五－六三三－四二五二
yorozushobo@tbb.t-com.ne.jp　http://yorozushobo.p2.weblife.me/
郵便振替　〇〇二三〇－三－五二〇二二
印刷製本　モリモト印刷株式会社

ISBN978-4-907961-16-9　C0047

萬書房の本

発達障害バブルの真相

救済か？魔女狩りか？　暴走する発達障害者支援

米田倫康著　　四六判並製二五六頁／本体価格二〇〇〇円

発達障害の過剰診断の下、子どもたちが精神薬漬けになっている現状に警鐘を鳴らす。繰り返される悲劇から身を守るためには「専門家」を妄信しないことが重要と説く。

青年はなぜ死んだのか

カルテから読み解く精神病院患者暴行死事件の真実

嶋田和子著　　四六判並製二七二頁／本体価格二〇〇〇円

積み重ねると三〇センチにもなるカルテを丁寧に読み解くことで見えてきたものは……。多剤大量処方の末「飛び降り自殺」した青年の死の真実にも迫る。

向精神薬、とくにベンゾ系のための

減薬・断薬サポートノート

嶋田和子著　　四六判並製一二八頁／本体価格一四〇〇円

当事者の減・断薬体験がベース。離脱症状緩和に関する知恵も満載。

精神医療の現実　処方薬依存からの再生の物語

嶋田和子著　　四六判並製二二四頁／本体価格一九〇〇円

離脱症状で苦しむ人、再服薬する人、断薬に成功する人等々9のケースに学び、処方薬依存からの再生の道を探る。